和心理医生看电影

男性篇

包祖晓 包静怡 —— 著

华夏出版社
HUAXIA PUBLISHING HOUSE

心理科包博士写出的第一部"男子气"专著：献给在尘世中苦苦挣扎的男士，不管你是男孩还是男人；献给希望理解男性这一特殊生物的女士；献给努力培养男子汉的父母、教师和社会各界；献给电影爱好者。

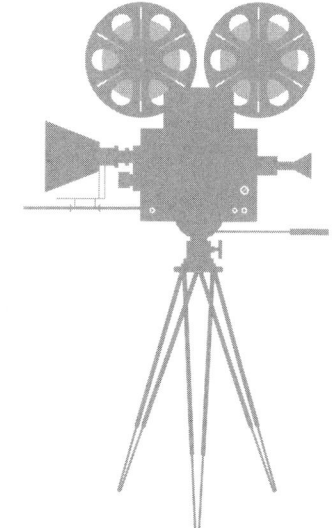

电影除了具有艺术和娱乐功能,包含着社会和文化的积极意义外,它还可以激活个人和群体的潜意识,促进他们调整情绪,提高认知性领悟和行为改变的可能性。

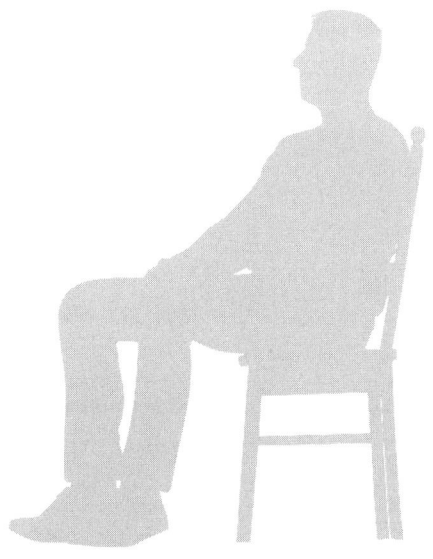

前 言

心理学家朱建军教授曾经提出:"随着整个中国社会从秦一统天下后越来越庸俗化,男性也越来越世俗,而真正能起到救赎作用的,也的确应该是女人。"武志红曾经写过《巨婴国》,其文中论述了关于中国人的"男子气"缺乏问题。在传统中医系统内,"阳虚""肾虚"现象和"火神派"理论倍受医患双方的关注。从某种程度上可以说,在传统中国的社会文化中,有关"男子气"危机的叙事从未中断过。

我从事精神卫生科工作以来,观察到许多中国家庭展现出了令人遗憾的事实:"男子气"的缺席导致男性个体出现情绪或身体上的障碍;对于孩子来说,"父性"的缺席对男女两性孩子都会造成精神上的破坏,孩子内心深处会因为对父性的期待得不到满足而痛苦,出现情绪问题、学业问题和社会问题,甚至会产生人格的分裂和精神病性症状。刘泳俊先生也对此做过研究,探讨过精神心理疾病与"父亲"缺失、个性不成熟、丧失本能等的关系。此外,软弱或缺席的"父性"/"男子气"还会损害其子女对自身性别认同的能力,以及与同性和异性建立亲密关系的能力。

在临床心理治疗过程中,我遇到过许多男性来访者,他们在青少年时期不会维护自己的利益,在日常生活中表现得很世故,不去发展"个体我",不会表达"我想要",处处表现为"好孩子";到了中老年,他们不是"返璞归真",却活在了"我想要"的"神经症"状态之中,依然像个"巨婴"。

有鉴于此,台州医院精神卫生科研究团队对"父性"/"男子气"问题进行了长期深入的研究。在使用影视治疗期间,有数位因"失眠、焦虑、性功能障碍"问题而求治的成年男性都是在观看了电影《城市滑头》后霍然而愈的。

究其原因，我们可以用影视界和心理学界的研究证据来说明：电影除了具有艺术和娱乐功能，包含着社会和文化的积极意义外，还可以激活个人和群体的潜意识，促进他们去调整情绪，提高认知性领悟和行为改变的可能性。藏传佛教上师宗萨蒋扬钦哲仁波切曾经说过："优秀的电影就像藏传佛教的唐卡，它提示在我们的现实生命之外，还有一种存在，比生存更伟大，比死亡更悲悯。"我国著名剧作家田汉是这样评价电影的："酒、音乐与电影为人类三大杰作，电影年最稚，魔力最大，以其能在白昼造梦也。"

我们发现，在个体心理治疗和团体心理治疗过程中，通过看影片激发参与者的情绪都有助于他们审视自我；在讲述自己观感的同时，比较彼此间迥异的观点，有助于他们找到自我确认的方法和做出自我改变的决定。就这样，某部电影会在不经意间起到了"治疗性拐点"的作用。

在前期著作"禅疗四部曲"（分别为《与自己和解》《唤醒自愈力》《做自己的旁观者》《过禅意人生》）和"解忧四部曲"（分别为《学习睡觉》《走出绝望》《正念生活》《平息战斗》）中，我们曾经零散地介绍过部分治疗性影片以及患者的观影心得。

为了系统地介绍台州医院精神卫生科运用电影作品进行心理疗愈的经验，我们撰写了著作《和心理医生看电影》系列。本书是第二本，又称"男性篇"，在从社会学、心理学、历史学等角度反思"我们的'男子气'哪里去了"的基础上，选择与"父性"/"男子气"有关的经典影片，以解读其中的案例为切入点，结合存在主义哲学和深度心理学的理念和知识、临床心理治疗的经验和案例，重新审视了男性在成长过程中各个阶段的人生主题，主要包括：

儿童少年期的男孩在成长过程中经常会遇到养育环境的问题、与父母的关系问题、与同龄人间互动的问题、冒险的问题、学习的问题、性心理发展的问题、丧失的问题等；

青壮年期的男人经常会遇到的自我同一性的问题、父性的问题、情感的问题、男子气的问题、冒险的问题、曾经的创伤问题等；

中老年期的男人经常遇到的中年危机的问题、退休的问题、孤独的问题、虚无的问题、死亡的问题、曾经的未竟之事问题等。

如果你是男性，不管是男孩还是成年人，只要心存提高"心灵品质"和"生命品质"的梦想，本书的主题都适合你参考和借鉴，而且书中的许多观点将会成为你人生中"醍醐灌顶"的媒介。如果你是女性，希望了解生命中的另一半，希望与男性建立亲密的关系，那么本书的内容将会助你一臂之力。

包祖晓
2022.5.1

目录

导论 我们的"男子气"哪里去了

第一章 男性儿童少年期的人生主题
如何成为一个真正的男孩	011
让孩子在与同龄人互动的过程中成长	020
创造适合男孩成长的理想环境	029
"对抗"父亲是男孩成长的必修课	042
正确对待青少年男孩的性心理问题	053
理解"问题少年"	062

第二章 男性青壮年期的人生主题
忠诚于内在的自己是"男子气"的一项标准	075
成为本真的自己	085
上帝只帮助那些能够自救的人	098
把生活过出诗意	107

目录

关心的品质是男人成熟的标志　　115
"杀龙"是男孩成为男人的必经之路　　123
"内在小男孩"需要成长　　133
勇气和责任是成熟男人的必备品质　　142

第三章　男性中老年期的人生主题

人生是一个不断选择的过程　　155
中年危机的背后可能是生命觉醒的开始　　165
如何面对"退休综合征"　　175
智慧的品质最难得　　186
给自己来一次"存在主义休克治疗"　　197

后记　　209

导 论
我们的"男子气"哪里去了

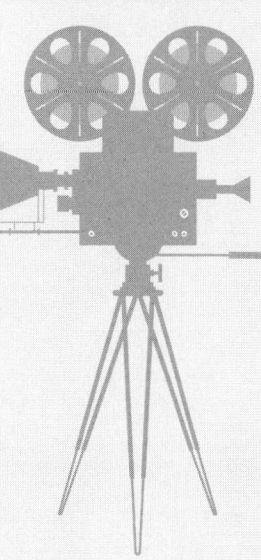

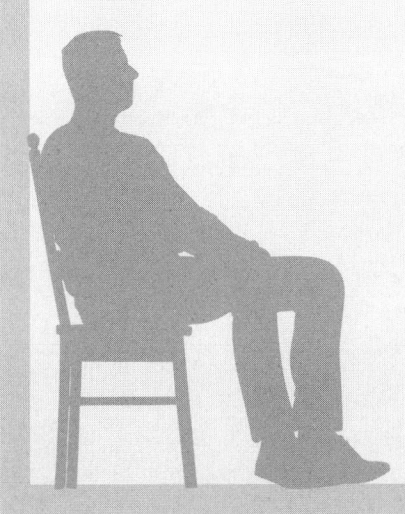

> 父爱缺失在孩子心中留下的空洞，任何政府都无力增补。
>
> ——奥巴马

鲁迅先生在100多年前写过一篇文章《我们现在怎样做父亲》，他在文中提醒我们：中国历史上在"父亲"的生产上遇到了危机。现在，"娘炮""伪娘""妈宝男""巨婴""大男孩""老小孩"等称呼在网上非常盛行，说明我们男性问题的危机依然没有得到解决。

的确，中西方文化对比研究的结果表明：与西方的"父权"文化对照，我们的儒家文化、道家文化、佛家文化都偏于阴性；历史上，中国的大部分时间处于阴盛阳衰的状态。

下文将对传统中国男性的"男子气"缺乏现象及其成因进行探讨，为后面的三章内容奠定基础。

一、"男子气"缺乏现象概览

（一）民间故事传说中的没"男子气"现象

从文化心理学角度说，民间故事从某种程度上反映了百姓们的集体潜意识，这在很大程度上能反映某些历史阶段的现实。在中国，《牛郎织女》《白蛇传》《孟姜女》《梁山伯与祝英台》四个民间故事流传最广，而故事中的男主角似乎个个都缺乏"男子气"。

在《牛郎织女》的故事中，牛郎一生最大的事件是无意中因为自己的善良救了一头牛，而这头牛又恰恰不是一般的牛，是一位犯错的天神。于是，这头牛为了感恩，先是帮着牛郎把下凡洗澡的小仙女"骗"到手（把小仙女的衣服藏起来）。牛郎靠小仙女的法力过上了独立自主的生活。在小仙女被强行带回天上后，牛郎只有依靠牛去世后贡献出的皮，才可能遨游天界去追小仙女。但是，牛郎最终没有追回小仙女，只争取到每年一次的见面机会。

在《白蛇传》的故事中，许仙在听信金山寺和尚法海的话后，对妻子白素贞产生了怀疑，他按照法海的办法，在端午节让白素贞喝下带有雄黄的酒，白素贞不得不显出原形。许仙在吓得半死之后，靠白素贞历尽千辛万苦上天庭盗取仙草才救活。许仙在盗窃案被审查时供出了妻子，在妻子被性骚扰时又不敢出头，他唯一敢做的事情就是对付自己的妻子。

在《孟姜女哭长城》的故事中，范杞梁为了逃避被抓去修筑长城，他乔装改扮逃了出去，无意中躲到了孟姜女的家里。之后与孟姜女结为夫妻。可是，在他们新婚后的第三天，范杞梁被官兵用绳索捆绑带走，后因劳累致死，被埋在长城里筑墙了。孟姜女因此大哭，最后把长城哭倒了。

在《梁山伯与祝英台》的故事中，梁山伯与女扮男装的祝英台共同生活了数年，居然认不出来她。不仅如此，梁山伯在听了祝英台唱的"前面来到一条河，河里游着一对鹅，公鹅就在前面游，母鹅在后面叫哥哥"之后，仍无法明白她的意思，继续往前走。祝英台又唱了好几首比喻男女爱情的歌，梁山伯依然没有明白。祝英台开玩笑地说："你真的是一只呆头鹅！"祝英台又指着池塘里的一对鸳鸯唱道："青青荷叶清水塘，鸳鸯成对又成双，梁兄啊，英台若是红妆女，梁兄你愿不愿'配鸳鸯'？"这时，梁山伯叹了一口气，说："可惜你不是红妆女啊！"祝英台见梁山伯还是不明白，便说："我家有个小九妹，我和她是双胞胎，她长得和我一模一样，我愿意做媒，让九妹和你结为夫妻，你愿意吗？"梁山伯这时似有所领悟，听说九妹和她生得一模一样，就高兴地答应了。可是后来，梁山伯因为家贫未能如期而至，等梁山伯去祝家求婚时，祝英台已被其父亲许配给马家。就这样，梁山伯郁闷而死。

可以看出，这四则民间故事中的男主角，他们不是靠女性救赎就是连男性起码的生理反应都没有。牛郎简直就是一个猥琐男，偷藏女孩的衣服；许仙和范杞梁显得懦弱无比；梁山伯的性生理和心理似乎都还没有发育。

(二)历史上的没"男子气"现象

有一次,刘邦被项羽打得落荒而逃,为了全力逃脱,他竟然"推堕孝惠、鲁元(刘邦的一双儿女)车下"。儿女与父母连心,刘邦却置之不顾。还有一次,楚汉荥阳对峙时,项羽大骂刘邦不义,最后把刘父缚在城墙上,对刘邦说:"如果再不退兵,就把你爹煮了。"刘邦开口道:"我们已约为兄弟,我父亲即你父亲,如果要烹你父亲,则分我一杯羹。"项羽听完傻眼了,一个人连爹都不要了,你还能奈他何。

同时代的韩信也是如此。韩信在很小的时候就失去了父母,主要靠钓鱼换钱维持生活,他经常接受一位靠漂洗丝绵的老妇人的施舍,屡屡遭到周围人的歧视和冷遇。有一次,一个屠夫对韩信说:"你虽然长得又高又大,喜欢带刀佩剑,但你胆子小得很。有本事的话,你敢用你的佩剑刺我吗?如果不敢,就从我的裤裆下钻过去。"于是,当着许多围观人的面,韩信从那个屠夫的裤裆下钻了过去。

宋代时,都城迁都到了杭州,蒙古兵也已经逼近城下了,可是城里的男人们依旧在寻欢作乐。清朝末期时,满朝文武大臣居然对慈禧太后唯命是从。抗日战争时期,国民党数万士兵被活埋,更别提还出现了那么多汉奸。

(三)现实生活中的没"男子气"现象

1. 认"宰"和"割"族

这类男性,许多时候,对下属和他瞧不上眼的男女同胞很傲慢,而对要"宰"和"割"他的人却显出毕恭毕敬的姿态。现在有许多的房奴、车奴、孩奴们往往属于这一类。那些狠赚百姓的钱,然后跑到国外去买奢侈品或非必需器械的人,也属于这一类。

2. "点头哈腰"族

有些男性,在某些人面前,大部分时间都是在点头,不点头时往往是耷拉着脑袋,好像颈部被割断了一根筋,就是挺不起来。还有一种哈腰的男性,完全没有雄性的威严。他们的声音低沉而甜美,胸是收紧的,腰是弓着的,走路像移动的三寸金莲踢踏踢踏一路小跑似的,别有一番婀娜多姿之态。这些人往往唯利是图,只要看到金钱和名利,就完全没有了大丈夫不为五斗米折腰的气概。这一类人主要见于官场。

3."扣帽子"族

当有人说一些与他们过去的经验和感觉不同的事情和思想时,会立刻暴跳如雷,也不去思考和分析,恨不得当即把人一棍子打死。例如:你说单位的制度需要透明监督,他就说你是不信任他,是在找麻烦,有意和他唱对台戏;你说房价过高,他就说你是没用的穷光蛋,活该,或者说你是在破坏安定团结;你说民主好,他就说你是美国人的走狗;你说我们国家有一些事情还做得不够好,他就说你是特务,要搞垮国家……这类人现在遍地都是,充斥在各大领域和行业,包括追求真理的科技界、为社会培养接班人的教育界、救死扶伤的医疗界。

4.麻木族

许多男性被历史或现实压得再也不敢有自己的思想,对历史和现实中的一些丑陋现象也知道,却采取一种接受的态度。例如,你说贪污腐败可恶,他就说这是不可避免的,你应该接受现实;你说我们的教育有问题,他说你不可能改变,就这么适应着是最好的。看看现在,听到卖假药的事,大家有什么反应?什么反应也都没有,因为司空见惯了;假如听到有人放了个屁,恐怕还要忍不住笑一笑呢。借用电影《非诚勿扰》中的台词说,这类男性除了"混吃、混喝、混炮打",已经没有任何顾忌了。

鲁迅曾说,中国人处在想做奴隶而不得的时代和暂时做稳了奴隶的时代。这种现象到现在还没有过去呢。例如,媒体上曾经报道,深圳宝安区联防队员杨某手持钢管、警棍打砸男子杨某,杨某妻子王某阻止他反遭毒打和强奸。

其间，杨某由于害怕躲在杂物间。过了一个小时后，杨某报警并将妻子送到医院，因为付不起治疗费又返回家中。

二、"男子气"缺乏的原因

为什么会这样呢？作者无意批评社会、政治、文化，只是想从心理学的角度，分析这一现象背后的深层次原因。

（一）传统中国男人集体潜意识中的压抑

自秦统一六国以后，中国长期处于封建专制之下。这种体制不允许具有独立思考的个体存在。你看魏晋时期的竹林七贤，躲的躲，装疯的装疯，卖傻的卖傻，可还是躲不了统治者的追杀。即使被认为是圣君的唐太宗李世民，还不时地生起要杀魏征的想法，幸好多次被皇后劝阻。随着宋朝以后程朱理学的兴起，男性气概的压抑越来越严重。从一定程度上可以说，男人们要想活下去，就只有把自己的"男子气"压制到潜意识中。换句话说就是，封建专制下的"男子气"全部被压抑到集体潜意识中了。

如果不信，看看当时发明的"功过格"就知道了。这个"功过格"似乎专门针对男性而设，好像一切的罪过都是男性犯的。试想，生活在这种"功"与"过"世界的男性，他们还能有多少生命的活力存在？

五四时期，罗素曾到访中国，他也有过类似的感叹："中国人的体系里，唯一的缺陷，就是不能抵御更好战的民族。"

……

（二）男孩的心理发展无法成熟

在传统的中国家庭中，出生后的孩子在通常情况下主要由母亲照顾，父亲一般会忙于工作、挣钱养家糊口。这叫"男主外，女主内"。爷爷奶奶或外公外婆会帮助母亲一起照顾，或者，有一些家庭会直接把孩子交给奶奶或外婆照顾。

根据经典精神分析理论，男孩从4岁开始，进入俄狄浦斯期，这个时期最重要的一个心理发展任务是与父亲在心理上"争夺母亲"，学习如何从一个男孩变成一个"男人"。对绝大部分传统的中国男孩来说，在他们进入俄狄浦斯期前（4岁前），他的家族中几乎不存在强大的男性角色，最强大的是那个母亲样的人物（母亲或者奶奶、外婆）控制着家里的一切资源。还有，这个母亲的主要功能就是"相夫教子"，她往往从《三字经》《弟子规》开始教育孩子。可见，在这种环境下长大的男性不缺"男子气"才怪呢。当然，这样的男性也不可能有能力把子孙培养成具有"男子气"的男人。就这样，我们的"男子气"消失了。

在新时代，如何释放或培养"男子气"呢？答案尽在下面的三个章节之中。

第一章

男性儿童少年期的人生主题

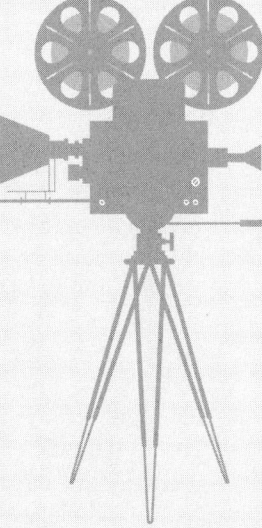

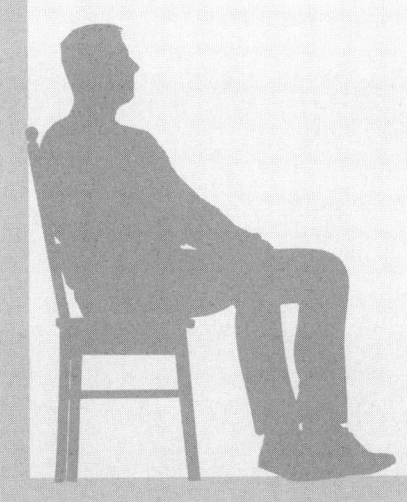

扎根也许是人类灵魂最重要也是最为人所忽视的一项需求。

——西蒙娜·薇依

俗语说，"三岁看大，七岁看老"。这句话的意思是说，人生早期发生的事情对个体人格的发展有重要的影响。在精神分析理论创始人弗洛伊德提出的人格发展五个阶段中，口唇期、肛门期、生殖器期、潜伏期这四个时期发生在12岁之前的儿童少年期。在心理学家埃里克森提出的"健康人八大良好品质的形成过程"中，希望的品质、意志的品质、目的的品质、形成能力的品质等四大品质形成于儿童少年期。因此，正确处理儿童少年期的人生主题会为男性今后的人生奠定坚实的基础。

本章通过对12部电影的解读，结合深度心理学理论和临床心理治疗的经验，对儿童少年期男孩成长过程中经常遇到的主题，如养育环境的问题、与父母的关系问题、与同龄人互动的问题、冒险的问题、学习的问题、性心理发展的问题、面对丧失的问题等进行了深入的剖析。

如何成为一个真正的男孩

一、剧情回眸

葛派特先生制作了一只木偶，给他起名为匹诺曹。在睡前，葛派特许下了一个愿望，希望匹诺曹能成为一个真正的小男孩。当葛派特睡着之后，有一个仙女来到了他家，为匹诺曹施了一个魔法，并告诉他："葛派特的愿望能否实现，完全取决于你。你要证明自己是勇敢、诚实、无私的，总有一天，你会变成一个真正的男孩。你要学会明辨是非，你的良心会告诉你怎么做，它是个很安静、微弱的声音。"仙女任命蟋蟀杰米尼为匹诺曹的良心——充满智慧的贵族、遇到诱惑时的顾问、遇到困难险阻时的向导。杰米尼表示如果需要它,吹口哨就好,它会帮助匹诺曹去做正确的事。

匹诺曹欣喜于自己能动、能走路、能说话。他叫醒了葛派特,葛派特欣喜若狂,并为他庆贺,在一片欢笑声中,葛派特决定让匹诺曹去学习。

第二天一早,葛派特为匹诺曹准备了书本和给老师的礼物,让他去上学。在告别了爸爸葛派特后,匹诺曹在路上碰见了约翰。约翰发现匹诺曹是一个会活动的木偶后,决定哄骗匹诺曹去戏院做演员。在约翰的诱惑下,匹诺曹放弃了去学校,与约翰一起开心地走向了戏院。杰米尼试图阻止匹诺曹,却被他无视了。在戏院的演出中,虽然匹诺曹的表演错误百出,但大家对能够自己活动的木偶还是很捧场,匹诺曹为戏院老板赚了一大笔钱。在演出结束后,匹诺曹想回家,但戏院的老板将他关在了笼子里,并表示他的价值就是去世界各地为其赚钱,等他以后老了,就会像别的木偶一样被当成柴火。匹诺曹这才意识到自己的错误。杰米尼试图帮助他脱困,但失败了。此时,仙女再次出现。在仙女的询问下,匹诺曹想试图通过说谎来隐瞒自己不去学校学习的事,却发现每说一次谎,他的鼻子就变得更长一些。在杰米尼的帮助下,匹诺曹坦白了自己的内心,仙女最后一次帮了他,并告诉他做一个真正的男孩需要自己努力。

与此同时,葛派特因为匹诺曹一直没有回家而出来寻找他。

匹诺曹在脱困后下定决心要好好去学校学习,但是在路上,他再次遇到了约翰。约翰告诉他,他生病了,需要到欢乐岛去治疗。欢乐岛是一个只有欢乐、游戏、零食且毫无束缚的地方,匹诺曹再次相信了,他跟着一些逃学的孩子一起被人带到了欢乐岛。到了岛上,匹诺曹结识了一位新朋友叫朗威,匹诺曹在朗威的带领下开始搞破坏、吸烟、打游戏,他觉得随心所欲地做事,真是一件开心极了的事。杰米尼在劝阻匹诺曹失败后准备自己回去,却发现欢乐岛的门被关上了，原来这里的孩子们在玩乐一段时间后都会慢慢地变成毛驴，被贩卖到各地做苦力。杰米尼把这个发现告诉了匹诺曹，匹诺曹也发现他的朋友朗威变成了一头毛驴，而且，他自己也长出了驴耳朵和驴尾巴，此时，匹诺曹意识到欢乐岛也是诱惑。后来，在杰米尼的帮助下，他们逃离了欢乐岛。

他们回到了爸爸葛派特的家，却发现家里已人去楼空。原来，葛派特为了寻找匹诺曹，被鲸鱼吞进了肚子里。仙女送来了消息，提示葛派特并没有死，他一直在鲸鱼的肚子里。匹诺曹决定去寻找爸爸，杰米尼表示会与他同去。

匹诺曹潜入了海底，在多方找寻后，他终于发现了鲸鱼，之后他与杰米尼跟随金枪鱼一起被鲸鱼吞了进去。在鲸鱼的肚子里，匹诺曹和爸爸重逢了。葛派特非常开心，但也很难过，因为他们出不去了。匹诺曹在思考后，表示他们可以通过让鲸鱼打喷嚏而逃出去，爸爸却担心这样做会使鲸鱼发疯。匹诺曹说服了葛派特尝试一次。他们用柴火生了很多烟，果然，鲸鱼打喷嚏了，他们出去了。在逃跑的过程中，父子俩一起使劲划着木筏，没多久，葛派特造的木筏散架了，他让匹诺曹不用管他，赶紧游走。但是，匹诺曹始终没有放弃，他拉着爸爸漂到了小岛上。爸爸得救了，匹诺曹却昏迷不醒。

最后，爸爸带匹诺曹回到了家，他以为匹诺曹再也不会醒过来了，伤心不已。但没过多久，匹诺曹却醒来了，而且，他发现自己的驴耳朵和驴尾巴也不见了，他由木偶变成了一个真正的男孩，一个真正的、有生命的男孩。

二、剧情解读

这是电影《木偶奇遇记》里的故事。

影片中的匹诺曹是一个不完整的男孩。一方面，尽管仙女赋予了他生命，并在危急关头帮了他，但匹诺曹在本质上没有母亲；另一方面，他也没有父亲，很明显，葛派特希望匹诺曹成为自己的儿子——他选择匹诺曹，就像一个父亲那样，但他只是用木头将匹诺曹雕刻出来，却没有能力让匹诺曹成为一个真正的男孩。此外，葛派特只是一个蹩脚的木匠，诚实但略显迟钝，能力有限，也没有钱，对儿子不具有真正的权威。

正如杰米尼所说："如何去成为一个真正的男孩呢？这个世界充满了诱惑，诱惑就是一些看起来正确、可是事实上错误的东西。有时，正确的事看起来像错误的事一样，而错误的事看起来却像正确的事。"就这样，匹诺曹由于缺乏有效的家庭引导和榜样，用仙女的话说就是"能否成为真正的、有生命的男孩靠你自己了"，他在成为真正的男孩之前吃了不少苦头，付出了巨大的代价。由于对吃喝玩乐和追逐名利等天性缺乏抵制，而内在的良心又是如此地微弱，匹诺曹多次被坏人引诱，一度做着自己喜欢的事情并为此感到无比骄傲，还不断地说谎。当然，其间也遭受了象征性的惩罚：鼻子变长，差点变成了动物——驴——而且不能自由奔跑。

幸运的是，匹诺曹在危难时候，还能倾听一下内在良心的话而化险为夷。更难能可贵的是，匹诺曹自始至终都没有忘记父亲，并在寻找父亲的过程中表现出真诚、勇敢和智慧，突破了父亲的保守，拯救了父亲并成为真正的、有生命的男孩。

三、延伸与思考

（一）"目的品质"的形成

目的品质是指"正视和追求有价值的目的的勇气，尽管这种目的曾被幼年的幻想、内疚、对惩罚失魂落魄的恐惧所阻挡"。

这一品质主要形成于 4~5 岁（相当于弗洛依德的生殖器期）。在这一时期，身体的发育使儿童的运动更为自如有力，可以独立地与家庭以外的人进行更广泛的接触。这一时期的孩子开始相信自己是一个能支配自己的人，并开始探究他们可以成为什么样的人。在这一阶段，他们检验各种限制，以便确定什么是允许的，什么是不允许的。如果父母肯定和鼓励儿童的主动行为和想象，儿童就会获得主动性，以积极主动而自信的方式对待面临的一切事物。相反，如果父母经常讥笑和限制儿童的主动行为和想象，儿童就会因缺乏主动性而感到内疚，这样的儿童循规蹈矩，没有进取精神，倾向于生活在别人为他们安排好的狭隘的圈子里。

影片中匹诺曹的爸爸出于爱怜，对他要求和管束较少，这使得匹诺曹自如地与外界互动成为可能。在他犯错时，仙女和爸爸都没有过多地责骂他，而只是引导和帮助他，这对促进匹诺曹吸取教训，形成"目的品质"有一定的帮助。

从心理卫生的角度说，男孩在成长过程中与诱惑互动是必需的，不然，在"绝对安全"的环境下长大的男孩在成年后的人生中还会遇到诱惑，那时出问题需要付出的代价会更大。悉达多（佛陀出家以前的名字）就是如此，在年少时曾被预言将来要么成为杰出的领袖，要么成为精神导师，他的父王当然希望悉达多以后继承自己的王位，为此，在悉达多成年之前严控他的活动范围，使他看不到死亡、衰老、生病等令人痛苦的一面，让他天天过着锦衣玉食的生活。遗憾的是，这个方法并没有奏效，已经结婚生子的悉达多最后还是选择了出家。

中国古代有一则类似的寓言《临江之麋》。其大意是，临江有个人，打猎时捉到一只麋鹿，便把它带回家饲养。他刚一进门，一群狗流着口水、摇着尾巴就来了，他非常愤怒，便恐吓那群狗。从此，他每天都抱着小鹿接近狗，让狗看熟了，狗便不伤害它。后来，他又逐渐让狗和小鹿在一起玩耍。时间长了，那些狗也都按照他的意愿做了。麋鹿逐渐长大，忘记了自己是麋鹿，以为狗真的是自己的朋友了，时常和狗互相碰撞，在地上打滚，与狗越来越亲近。狗害怕主人，于是和麋鹿玩耍，对麋鹿十分友善，但会时常地舔自己的嘴唇。多年之后，麋鹿走出家门，看见外面有很多条狗在路上，就跑过去想跟狗玩耍。可是，这群野狗见了麋鹿既高兴又愤怒，就一起把它吃掉了，导致路上一片狼藉。最后麋鹿也不明白自己死的原因。

的确，我们有许多家长对孩子采取了过度溺爱和保护的方式，以至于孩子在成长过程中忘记了人的种群本性，在养尊处优的情况下没有形成独立思考的能力，甚至"认贼作父"，最后被当"韭菜"割还不自知。在世界各地专制文化下的人，往往都是如此，大部分的百姓没有独立人格，他们没有形成属于自己的"目的品质"，也缺乏区别好坏的能力，只是一味地跟着专制统治者和主流的意识走。所以，专制统治者对百姓的态度也像野狗见到麋鹿那样"喜且怒"。

（二）"为所欲为"是通往地狱之路

影片中的匹诺曹在约翰的诱惑之下，一度处于"为所欲为"的状态：在逃学之后参加演出赚小费，在欢乐岛跷着二郎腿抽烟，玩台球，吹牛……然而，这也是匹诺曹的地狱之路——他长出了驴的耳朵和尾巴。如果完全长成了驴，匹诺曹就会被运送到工作场所干苦力，然后，在没有利用价值时被杀了卖肉。在世界各地的文化象征系统中，驴是陷入苦海的象征，是永远需要"拉磨"的。

我在临床心理治疗过程中讲述森田疗法中的"为所当为"时，一些类似匹诺曹的男孩们会反驳我：为什么是"为所当为"而不是"为所欲为"呢？我会借用影片中的匹诺曹的经历向他们解释两者的区别："为所当为"的出发点是真诚、勇气、责任、良心和爱，最终收获的是被尊重、被爱、成长和自由；而"为所欲为"的出发点是逃避和拒绝成长，结局是退化成"巨婴"，毫无生存能力，沦为"寄生虫"，最终也丧失自由。现在社会上大量的"妈宝男"不就是如此吗？

总之，"为所欲为"是通往地狱之路，下面借一则禅学故事再强调一下：

无德禅师收了很多慕名而来跟他学禅的青年学僧,禅师不准大家将任何东西带进山门。在禅堂里,他要学僧"色身交予常住,性命付给龙天"。但学僧中有的好吃懒做,讨厌工作;有的贪图享受,攀缘俗事。

无德禅师不得已,说了下面一个故事:

有一个人死后,神识来到一个地方,当他进门的时候,阎王对他说:"你喜欢吃吗?这里有的是东西任你吃。你喜欢睡吗?这里睡多久也没有人打扰。你喜欢玩吗?这里有各种娱乐由你选择。你讨厌工作吗?这里保证没有事可做,更没有人管你。"

于是,此人高高兴兴地留了下来。他吃完就睡,睡够就玩,边玩边吃。三个月下来,他渐渐地觉得有点不是滋味,于是跑去见阎王,并求道:"这种日子过久了,并不见得好,因玩得太多,我已提不起兴趣;吃得太饱,使我不断发胖;睡得太久,我的头脑变得迟钝。您能不能给我一份工作?"

阎王:"对不起!这里没有工作。"

又过了三个月,这个人实在忍不住了,又向阎王说道:"这种日子我实在受不了了,如果你再不给我工作,我宁愿下地狱!"

阎王:"你以为这里是天堂吗?这里本来就是地狱啊!它使你没有理想、没有创造、没有前途且渐渐腐化。这种心灵的煎熬,要比上刀山、下油锅的皮肉之苦,来得更叫人受不了啊!"

四、同类影片推荐

狮子王

(一)内容介绍

辛巴是一只无比幸运的小狮子,出生在贵族家庭,是狮子王国里的小王子,他的父亲木法沙是一位威严的国王。

然而，辛巴的叔叔刀疤却对木法沙的王位觊觎已久，辛巴的出生意味着他当国王的愿望破灭，他觉得生活对他很不公平，于是勾结豺狗一次又一次地谋杀辛巴父子，以便让自己当上国王。对天真的辛巴来说，看似平和的狮子王国却隐含着严重的危机，可怕的大象墓园、松树脚下都可能是刀疤布下的"死亡陷阱"。刀疤利用种种借口让辛巴外出，然后，伺机大开杀戒，无奈辛巴都被木法沙及时救回……

在刀疤的反复算计下，可怕的事最终还是发生了：木法沙为救辛巴而被刀疤推下羚羊深谷。刀疤当了国王，而辛巴却怀着一颗内疚的心，逃到了一个陌生的荒原。

幸运的是，辛巴在逃亡的过程中遇到了机智的丁满和善良的彭彭，他们抚养辛巴长成了一只雄壮的大狮子，并鼓励他回到森林复国。从娜娜那里得知狮子王国的危机和衰败之后，辛巴决定回去，但在他的内心害死父亲的罪恶感并没有消失。在决斗时，刀疤利用辛巴的这份罪恶感，想乘机杀死辛巴，但这一招并没有得到决定性的效果。这时刀疤杀害辛巴父亲的实事，从他自己的口中说了出来，隐藏在背后原本想帮助刀疤的豺狗三兄弟看出了刀疤的真正面目。

愤怒的辛巴得知自己的杀父仇人就是自己的叔叔，真相大白之后，他忍无可忍地在决斗中把刀疤踢下了山。刀疤最后被豺狗吃掉。从此，辛巴真正长成一个坚强的"男子汉"，领会了责任的真谛。

（二）精彩看点

对男孩的成长来说，这是一部不可多得的影片。

首先，木法沙是一个好父亲，充分体现了分析性心理学中"成熟国王"的原型，他在教导孩子的过程中展现出了榜样和力量，例如，他与儿子辛巴的一段对话就非常具有吸引力：

木法沙：辛巴，你看，阳光照到的地方都是我们的国度。一个国王的统治跟太阳的起落是相同的，总有一天，我会跟太阳一样慢慢落下，在你当上国王的时候就彻底消失了。

辛巴：这一切都是我的吗？

木法沙：对，是的，太阳能照到的所有东西。

辛巴：那有阴影的地方呢？

木法沙：那在我们的国度之外，你绝不可以去。

辛巴：我以为国王可以随心所欲。

木法沙：世界上所有的生命都有它存在的价值。身为国王，你不但要去了解，还要去尊重所有的生命，包括爬行的蚂蚁和跳跃的羚羊。

辛巴：可是爸爸，我们不是吃羚羊的吗？

木法沙：是啊，我来给你解释一下。我们死后，尸体会成为草，而羚羊是吃草的。在这个生命圈子里，都是互相有关系的。

首先，这段话说明了木法沙非常爱辛巴，他不想失去儿子。而木法沙不让辛巴去有阴影的地方是因为那里危机四伏，如果辛巴去了，就有可能再也回不来了。他还告诉辛巴做人的道理以及生命是相互联系的。作为父亲，木法沙是称职的。

其次，跟《木偶奇遇记》中的匹诺曹一样，年幼天真的辛巴充满好奇心且喜欢冒险，当然，这对男孩的成长来说也是必需的，不然，他长大后只会成为缺乏创新能力的男性。如果从分析性心理学的角度说，适当地触碰"阴影"地带也是必需的，不然，他的生命到死也是不完整的。只是辛巴所付出的代价有些大——牺牲了父亲，而自己走上了流亡之路。不过，从神话学角度来说，这些苦难也是英雄必经之旅，不然，他的"男子气"是无法成熟的。

让孩子在与同龄人互动的过程中成长

一、剧情回眸

奥吉是一个 10 岁的小男孩,他出生时先天面部畸形,先后做过 27 次手术,但还是没法恢复到普通人那样。在他去游乐园时,会把其他小孩吓跑。他到哪都会被人盯着看,所以,平时奥吉习惯性地戴着头盔出门。

之前,奥吉一直在家由父母教他功课。现在,他该上五年级了,父母尽管担心,还是决定送他去学校读书,奥吉知道后有些紧张。

开学第一天,奥吉在父母和姐姐的陪同下去了学校,他并没有反对父亲把头盔拿走。不出所料,同学们都用惊讶的眼神看他,这时,奥吉想起妈妈说的话,"如果你不喜欢一个地方,就想象一个你想去的地方"。于是,奥吉微笑着走进校园,想象自己穿着宇航服快乐地奔走,其他同学都在为他欢呼。

第一堂课,奥吉被班主任布朗老师邀请,站起来面对着大家,和大家打招呼,做了自我介绍。在午餐时间,奥吉一个人坐着,闭眼专心地进食。其他人都看着他,朱利安过来说:"我能坐这里吗?"奥吉很乐意地答应了,没想到朱利安是来捉弄他的。放学时,朱利安又来欺负人,他叫奥吉"丑八怪达斯",还笑话他的小辫子。奥吉回到家,生气地把辫子剪了,坐在餐桌旁又把头盔戴上了……

科学课上做测验,奥吉很快就做好了。他看到杰克不会做,就把卷子给杰克抄,杰克很高兴。午饭时,杰克主动跟奥吉坐在一起。放学后,奥吉邀请杰克来家里补科学课。此后,他俩一起吃饭、游戏、聊天,成为好朋友。

奥吉最喜欢的万圣节到来了,他穿上节日服装,戴着面具,终于可以昂首挺胸地走路,自在地与平时不愿接近他的人击掌。当奥吉走到教室时,他听到别人在议论他,朱利安拿着面具说:"奥吉像这个丑陋的面具,他总是让我想起风干的骷髅头。"另一个同学说:"他像半兽人,如果我长得像他那样,我发誓,我每天肯定戴着面罩上学。"杰克也跟着嘲弄:"如果我长得像他那样,我肯定早就自杀了。校长让我去迎接他,对他好点,他现在都快成我的跟屁虫了。"为此,奥吉伤心极了,在学校吐了。妈妈把他接回家,他想要头盔,但是找不到了(事实上是爸爸偷偷藏起来了)。奥吉认为学校里的同学没有一个好的,他真希望自己没去上学。

从此,奥吉开始与杰克绝交了。莎莫听到别的同学笑话奥吉,立即端起餐盘过来与奥吉坐在一起,奥吉以为莎莫也是按校长的指示来跟他交朋友的,但莎莫说:"不是的,是因为我想交一些好的朋友,所以才跟奥吉在一起。"于是他俩成为朋友。学校圣诞节放假,莎莫和奥吉一起去滑雪,他们成了真正的朋友,他们一起玩得很开心。在滑雪场碰到了杰克,奥吉依然不想和他一起玩。

在科学课上,杰克选择与奥吉一组做科学设计。下课时,当朱利安让杰克不要和奥吉这个怪物一组时,杰克很生气,殴打了朱利安。后来,杰克写信给校长道歉,校长回信说:"任何事情都是两面的,虽然你打人不对,但是友情是值得捍卫的。停课两天后,你依然可以获得奖学金。"奥吉也慢慢地明白杰克其实不坏,于是在游戏中主动找杰克,杰克也从莎莫那里认识到自己的错,向奥吉道歉,最终他们和好了。

奥吉和杰克一起设计的科学作品获奖了。朱利安却把班级合影里的奥吉去掉,并写上"不允许有怪胎,帮大家一个忙,去死吧",他还写了好多侮辱人的小纸条放在奥吉课桌的抽屉里和椅子上。校长找来朱利安的家长,认为这是校园霸凌,要求朱利安停课两天。而朱利安的妈妈不断狡辩,谎称那是她做的,还说朱利安因为奥吉的长相常做噩梦,她愤怒地问校长:"要照顾到每个人的感受吗?谁都不能被伤害到感情吗?我们给学校那么多的赞助费呢?"朱利安的爸爸说董事会有好多人是他的朋友,想让校长不要这么做。校长说:"奥吉改变不了他的长相,但是我们可以改变我们的眼光。"朱利安的妈妈回答:"好吧,你跟这个真实又残酷的世界说这些吧,谢谢你的这番说教,明年开学我们不来了。"

学校在毕业前组织了外出活动,奥吉很好地融入了集体,大家也不再为他的容貌感到异样。在碰到了高年级学生的欺负时，杰克和奥吉相互支持，还得到了另一些同学（比如阿莫斯，原先跟朱利安是一伙的）的帮助。从此，奥吉自愿地再也不需要那个头盔了，他由衷地感谢妈妈送他去上学。在学期结束时，奥吉还意外地获得了学校的最高奖项，因为他的善良、勇敢、努力……

二、剧情解读

这是电影《奇迹男孩》里的故事。

影片中的男孩奥吉由于患先天性疾病，他在10岁之前一直处于家人小心翼翼地保护之下。在学习方面，妈妈一直在家里亲自教他功课，由于天资聪慧，奥吉学会了很多知识。在生活方面，在爸妈和姐姐的关爱下，奥吉过得还算快乐。除了去游乐园等人多的地方戴着头盔之外，他平时的活动也与其他同龄孩子相仿，喜欢吃冰激凌、骑自行车；他擅长在游戏中运动；他喜欢科学、万圣节的装束，喜欢和爸爸进行光剑决斗、一起看电影《星球大战》；他梦想着去太空冒险。这一阶段奥吉一直处于理想化的环境中，他所缺的是如何与现实世界中同龄人交往的能力。

幸运的是，奥吉的父母知道孩子该去面对外部世界了，因此，尽管有万般担忧和不舍，仍坚定地送他去上学。而奥吉也鼓起勇气主动地参与同龄人之间的互动。尽管在学校中遇到异样的眼光，他会习惯性地低下头，但是，当父母担心他是否愿意去上学时，奥吉说："我想去上学。"奥吉没有逃回父母的羽翼之下躲起来，而是选择了冒险，也交到了好朋友杰克，这对他走向世界是非常关键的一步。

然而，令奥吉难以接受的是，杰克居然与其他同学一起在背后议论他，这对奥吉幼小的心灵的伤害是巨大的，他果断与杰克绝交，并产生了极端思维：学校的同学中没有一个好的，真希望自己不去上学。

从心理学角度看，当时的杰克只是在同伴们面前吹吹牛，以便获得他们的认同而已，他的行为是无意识的，毕竟他也只是一个上小学五年级的男孩。

当然，杰克对奥吉的看法肯定是一个逐渐发展和成熟的过程，从开始的排斥与勉强到后面的认同和心甘情愿，必定有一段心路要走。例如，下面这些观点在杰克的心里不可能一下子就形成：

（1）我会习惯他的长相；

（2）他真的很聪明，他所有的地方都比我强，他的科学知识是全校最厉害的；

（3）他其实挺好玩的；

（4）现在我了解他了，我真的想和奥吉做朋友，之前我对他友好，只是因为妈妈要求我这么做，但现在是我自己想跟他玩了，他是个好朋友，如果所有的五年级孩子排成一队，让我选择跟一个人出去玩，我会选择奥吉。

这或许就是杰克在朱利安诋毁奥吉时揍了他一顿的原因。尽管杰克家境不好，他的这种行为也触犯了校规，但他知道什么是自己愿意去做、应该去做的。这时的奥吉也从心底里原谅了杰克曾经的无意中伤。可以这么说，两个小男孩从此在情感层面建立起了"链接"，他们不再仅仅是同学、朋友，而是"铁哥们"。不然，在被高年级的学生欺负时，杰克和奥吉能配合得如此密切，表现得奋不顾身吗？

此后，奥吉不仅不再需要那个头盔，而且拥有了真正的"男子气"：他不会抗拒与人接触，也不会用"非黑即白"的两极化思维去判断别人。

三、延伸与思考

（一）男孩的成长需要家人恰如其分的爱

跟前面的影片《木偶奇遇记》里的小男孩匹诺曹相比，本影片中的奥吉尽管自幼经受许多磨难，但他显得更加幸运，因为他得到了来自家人恰如其分的爱。为了避免他幼小的心灵受到伤害，奥吉的妈妈在他10岁之前亲自教他文化课，而他的爸爸则在和奥吉的游戏互动中培养了他的"男性力量"。

从心理学上说，10岁左右往往是男孩形成"独立自我"的开始，他需要与父母适当地分离。这一点，奥吉的父母做得很好，他们尽管担心孩子在学校可能会受到歧视和欺负，但还是选择了放手，并表现出了家人恰如其分的爱：在妈妈和姐姐方面，她们自始至终贯彻着鼓励和接纳；在父亲方面，他自始至终给予奥吉力量的支持。例如，当奥吉觉得朱利安不好时，妈妈对他说："朱利安可能对他自己不自信，他可能不懂事，你要对他宽容一点。"而爸爸教他："要是有人敢伤害你，你就反击，不必害怕。"在开学第一天，爸爸在学校门口对奥吉说："每堂课只举手一次，但是科学课可以回答个痛快；你会感到孤独，但我们都陪在你身边；把头盔摘了，这是万圣节才用的。"姐姐告诉他："他们要看，就让他们看好了。你融入不了，只是因为你生下来就与众不同。"在被同学朱利安捉弄之后，奥吉回家后非常沮丧，他的妈妈及时发现并与他进行了如下的对话：

奥吉：我为什么长这么丑？

妈妈：你一点儿也不丑。

奥吉：因为你是我妈妈，所以你必须这么说。

妈妈：妈妈说了算，因为妈妈最了解你，你一点儿也不丑，那些真心想了解你的人会明白的。

奥吉：没人愿意和我说话，因为我长得和别人不一样，我假装不是这样，但事实就是这样。

妈妈：我明白。

奥吉：长相会影响我一辈子吗？

妈妈：我不知道。每个人的脸上都有印记，你第一次做手术时，我长了这条皱纹，最后一次做手术时，我长了这些皱纹，内心中的这张地图会为我们指引方向，脸上的地图标记着我们去过的地方，它绝对不是丑陋的。

奥吉：那你的白头发呢？

妈妈：估计是被你爸爸气的。

这时，奥吉笑了。从心理卫生的角度说，如此的对话模式容易引起孩子的认同，亲子之间容易建立起情感方面的深度"链接"。

相反，如果父母对男孩过度溺爱和纵容，那么孩子就会形成"全能巨婴"的人格特点，他可能会有一身力气，却往往用错地方。影片中的朱利安同学就是如此，他不仅自己欺负弱小，还不让周围同学跟奥吉建立亲密关系，其背后有很大一部分原因是朱利安父母的不当教育。这种"全能巨婴"比较典型的如隋炀帝杨广，他劳民伤财修建大运河，其目的是去江南找美女，寻欢作乐；明宪宗朱见深，一生专宠比自己大17岁的万贵妃；电影《角斗士》中的古罗马暴君康莫德斯，他从来都是以自我为中心，行事的原则是"顺我者昌，逆我者亡"，连他父亲都不愿意把罗马交到他的手中。

在精神卫生科，我们经常遇到的情况是，家长们对待孩子往往走两极。平时对孩子在学校的情况不闻不问，即使孩子遇到了委屈或挫折，有时不仅不关心，还会对他冷嘲热讽。当孩子拒绝上学、迷上电子游戏或者出现自我伤害等行为时，父母们开始急得像热锅上的蚂蚁，不管是否合理，孩子提出的任何条件都会去满足，有些家长甚至会要求医生开出休学证明，让孩子在家休息调养。遗憾的是，在休学了一年之后，很多孩子再也不愿意去上学了，而在家"为所欲为"。

（二）男孩在与同龄人互动的过程中成长

影片中的奥吉在暑假之后进入学校时，校长塔什曼先生讲话幽默，他尽量使奥吉放松，给他信心，但并没有交代其他老师需要对奥吉进行照顾和保护，也没有对其他学生提出告诫，而是找了3个代表不同角色的同学带奥吉熟悉学校。尽管奥吉当时的感觉并不好，但他却向父母表明了自己的态度："我想去上学。"

从此，奥吉与同龄人的互动开始了。在同学们都用惊讶的眼神看他时，他会运用妈妈所教的方法："如果你不喜欢一个地方，就想象一个你想去的地方。"在受到同学朱利安捉弄回家后,他并没有马上向父母告状和诉苦,而是用"挺好"两个字回答父母。在同学们一会儿看看他,一会儿又看看别处,然后再看他时,他在内心会自我解嘲:"嘿,我知道我长得怪,可这有什么关系呢?如果丘巴卡有一天来这里上学,我也会忍不住偷看他的。"正好在上科学课时,教学楼里走出"丘巴卡",奥吉走过去打招呼:"抱歉,我盯着你看,让你不自在了。"

在交朋友方面,奥吉在与杰克、莎莫等同学的互动过程中出现过磕磕碰碰,从信任到小心翼翼地防御,再到心灵的"链接",最终彼此都在不知不觉中成长了。用奥吉妈妈的话说:"你是个奇迹,你是一位奇迹男孩。"用校长的话说:"伟大并非在于力量强大,而在于你如何正确使用你的力量。所有伟大的人,无论男女,都将自己的魅力化为力量,影响周围的人。"用奥吉自己的话说:"我真不懂自己为什么得了这个奖项,我只是和同学一样度过了五年级而已。也许事实就是,我没有那么普通,如果你能看透每一个人的心就会知道,没有人是普通的。每一个人都值得大家站起来为他鼓掌一次,我的朋友们值得;我的老师们值得;我的姐姐值得,因为她永远支持我;我的爸爸值得,因为他总逗我们笑;特别是我妈妈,因为她从不放弃任何事情,特别是我。就像布朗老师送我们的最后一句箴言,'善良一点,因为大家的一生都不容易,如果你想真正了解他人,你只需要用心去看'。"

在心理医生看来,无论是对现在的孩子还是对父母和学校老师来说,该影片的内容都是值得借鉴的,那就是,尽量让孩子在与同龄人互动的过程中成长,不要过多地干预。遗憾的是,我们现在不时遇到的状况正好相反:如果学生在学校遇到麻烦,学生和家长之间、家长与学校老师之间可能马上出现争吵和对抗,彼此都想"赢",都想把"锅"甩给对方。结果呢?孩子成了牺牲品。影片中的朱利安不就是如此吗?尽管他还想留在原来的学校上学,但他的父母为了自己的私利和面子坚决地准备给他转学。

写到这里，我突然想起了教育家陶行知先生三颗糖的故事：

陶行知先生当校长时，有一次，他看到一个孩子用石头砸人，陶校长就叫这个孩子待会儿到他的办公室。孩子忐忑不安地来到校长室，发现校长不在之后就在外面等他。过了一会儿，陶校长回来了，看到孩子却没有批评他，只是从口袋里摸出一颗糖，说："你来了，我却迟到了，奖励你一颗糖。"孩子愣住了，陶校长又摸出了第二颗糖，说："刚才我错怪你了，你是干部，在管理其他同学，再奖励你一颗糖。"孩子拿了两颗糖感到很羞愧，连忙诚恳地承认错误。于是，陶校长又给了他第三颗糖："你能自己认识到错误，再奖励你一颗糖。好了，我的糖分完了，你的问题也解决了，现在你可以走了。"

瞧，陶行知先生就这样用了三颗糖，三言两语就教育了这个学生，没有严厉地批评，没有大声地训斥，但相信这个孩子在今后与其他孩子互动的过程中会得到更好的成长。

四、同类影片推荐

伴我同行

（一）内容介绍

12 岁的戈迪与他的三个小伙伴克里斯、泰迪和维恩生活在俄勒冈小镇，他们都是"问题少年"，每个人都有家庭问题，都有孤独、不被人理解的一面。

在戈迪的记忆里，家中只有死去的哥哥曾经给过他关怀，父母几乎不关心他，他们整天沉浸在丧子之痛中，甚至常常与他发生争执，指责他的朋友都是些鸡鸣狗盗之辈。克里斯出生在一个"小偷家庭"，表面上看似坚强，内心实则脆弱无比，他被"偷窃"的流言所困扰，对家庭和学校有着深深的恐惧。泰迪的性格极其敏感，因为他的父亲是个精神病患者，而他只能向大家撒着自欺欺人的身份谎言。维恩是人们身边常见的那种单纯、可爱又胆小的男孩，也因此常常遭受他人欺负。

有一次，四个小伙伴听说镇子外面的树林里有一具孩子的尸体，于是决定探险去看看。他们出发不久之后，坐在一个垃圾回收站里休息，听着广播里播放的音乐，聊起电视上《米老鼠俱乐部》节目中一个女孩的胸部变大的事。随后小胖子维恩突然说："这真是个快乐的时光！"其余三个伙伴也接连附和。

在男孩们的冒险途中，在垃圾场时被狗追；走过大桥时，火车突然出现在身后，而他们只能向前一路飞奔，戈迪和维恩差点儿被飞驰而过的火车撞上；夜宿森林时，狼嚎四起，于是他们决定轮换守夜；冒险涉水过河时，水蛭爬满了全身；在尸体现场，他们与亮出小刀的大龄青年对峙……

最后，他们没有将尸体带回小镇，而是给警方打了匿名电话。

（二）精彩看点

就像我们现在的留守儿童，影片中的四个男孩无论是在家庭还是在社会中，都是被遗忘的一群人，他们缺少家庭的关爱，缺少大人的关心，甚至做出正确的事情也同样会被人误解。例如，克里斯曾经从老师那里偷过学校的牛奶钱，这件事在镇子上人人皆知，于是认为他是小偷，是个坏孩子。但实际情况呢？夜里，他和戈迪说出了实情，在知道错了后，偷偷去还了钱，结果还是被老师关禁闭。钱却被老师贪污买了裙子，但罪名仍扣在克里斯身上。而戈迪的父亲对戈迪说："你能不能交些品德好的朋友？不要和小偷之类的人混在一起。"于是，四个男孩开始放浪形骸，抽烟，打牌，沿着铁轨、唱着歌高高兴兴地离开了家。

从人本主义心理学家马斯洛的需求理论看，孩子们这些出格的表现并不只是为了在广播及电视上的曝光、警察们的褒奖,而是想唤醒别人尤其是家人对他们的重视和承认。

　　此外,电影中的这些男孩,个个满嘴脏话,以想出最恶心的话奚落对方的母亲为荣。他们深谙"饭后一支烟,赛过活神仙",于是偷父母的烟,带在路上;他们一言不合,也会立即打起来。这并不能说明他们有多坏,只能说明他们都是一群简单、纯真却缺乏引导的孩子。成年后的戈迪这样评价他们这段经历:"维恩的意思不仅是指我们可以无拘无束,也包括蒙骗家人,或者顺着铁路探险。当然这些也是我们快乐的一部分,但还有别的,我想那是指我们都有同感,大家心意相通,应有尽有,我们发现了真正的自己,发现了我们真正想做的事情。那种感觉很微妙。"

　　我们现在常常以成绩为标准把孩子分为"好"与"坏"两种。若是每次考试成绩都在前几名的孩子,老师和家长们便会把他/她当做好孩子的标准,指派他/她为各种班干部、大中小队长之类的,但他们很可能并不讨同学们喜欢。社会学的研究表明,那些学习极好的聪明孩子,做起坏事来可能会比成绩差的孩子恶劣得多,因为他们脑子好,有许多高级的坏主意,这种现象在成人的世界里更是如此。难怪成为作家的戈迪感叹道:"我后来再也没有交到像在12岁时遇到的那帮人一样好的朋友,也许每个人都是如此吧?"

创造适合男孩成长的理想环境

一、剧情回眸

　　T.S. 斯比维特是一个10岁的小男孩,上六年级,他在日常生活中显得有些幼稚、刻板和怪异,生活能力有些弱,会把左右脚的袜子穿错,作业常被老师认为离题或错误,而他却死不承认。

T.S.有一个双胞胎弟弟叫雷顿，雷顿跟爸爸很像，"很牛仔"，他觉得爸爸爱雷顿胜过世上的一切，希望自己能成为像雷顿那样的超胆侠，但又觉得自己永远也做不到。

有一次，T.S.和雷顿在谷仓里玩枪，当时T.S.在测量枪声，他不知道发生了什么，只听到一声爆响，然后雷顿就死了。这个事情发生后，全家人都悲痛万分，沉默不语。

或许家人的内心以为雷顿的死是由T.S.造成的，至少T.S.是这样认为的，并感觉家人故意在忽视他。有一次，爸爸让他坐车一起去牧场帮忙，因为河水要干了。这时，T.S.感到伤心，觉得自己是牧场上没用的家伙，而爸爸却只能向他求助。T.S.曾经做了一个比例模型描述山谷那边的水文情况，告诉爸爸如何挖渠获得水，可是爸爸都没听他介绍完就否认了。在路上，T.S.下车解救被铁丝困住的羊，突然出现了一条毒蛇，幸好爸爸及时用枪打死了蛇，并拍了拍T.S.的背，让他去车上。T.S.知道这是爸爸第一次拍他的背，他分不清那一拍是责备他，让他走开，还是拥抱他的一种替代形式。

他母亲一直沉浸在自己的研究中。有一天，T.S.进厨房跟她交流，问妈妈这一年来她放弃一切，就是为了证明虎甲属中确实存在虎和尚？妈妈询问他说的"放弃一切"是指作为母亲的责任，还是其他科学研究。T.S.没有回答。过了几天，妈妈要外出3天去收集样本，她告诉T.S.，她一直在考虑那天他说的关于她过去放弃的事情，并邀请T.S.和她一起去做研究，但T.S.拒绝了。

T.S.发明了磁力轮，获得了著名的史密森学院的贝尔德奖，该学院打电话邀请发明人去领奖并致辞。T.S.伪装成大人跟学院用电话联系，并在几经犹豫后决定瞒着家人独自去领奖。他没有交通工具，没有钱，但他做好了详细的行程规划，出发时，他去雷顿的房间跟他说再见，他伤心地跟雷顿说很后悔自己之前做的事。他给家人留下一张便条，上面写着：亲爱的斯比维特一家，我要离开一段时间去做一些事情，别担心，我没事，我没有提前说这事，是因为我不想打扰你们，谢谢你们照顾我，你们是我在这个世界上最棒的家人。

凌晨，T.S.在路上，看见父亲的车子开过，但是没有停下来。他觉得这是因为自己对父亲最爱的儿子之死负有责任，觉得自己注定要被从牧场流放。T.S.偷偷地把行李搬上车，他还没来得及上去就被发现了。他先是躲在火车底下，等火车启动后再伺机跑出来，有工作人员追上来时，他急中生智地爬上货物传送带，并巧妙地掉到火车上。在火车上，他一个人练习防身术，大声地说出太阳的化学成分，大声地唱歌，用望远镜看风景，有点伤感地回想起与姐姐一起在水里玩的情景。他想起了雷顿，并告诉雷顿自己蹭货运火车去华盛顿，他们高兴得像平常一样"对话"。T.S.勇敢机智地躲过安检，忍受着饥饿和孤独、抑郁。在看到电话亭时，他幻想着跟家人通电话，但最终没有去拨打。T.S.在途中碰到了热心的铁路修理工约翰尼和工程车司机里奇，也遭受到了试图抓他的警察的追赶，导致其肋骨骨折。

最终，T.S.到达了史密森学院，一路上都感觉雷顿一直陪伴着他。在接受表彰和致辞以后，史密森学院还安排T.S.上电视节目《纽约大卫脱口秀》。这时，T.S.想家了，他打电话回家，可惜家里没人接。在节目现场，T.S.意外地遇到了他的妈妈，并感受到了父母的爱，他们重新建立了情感的"链接"和认同，并一起离开了那些荒唐、险恶、死板的人。

二、剧情解读

这是电影《少年斯比维特的奇异旅行》里的故事。

就像影片中的小男孩T.S.自己说的，"看着火车驶向远方，我不是一个无忧无虑的漂泊者，只是个逃离家的10岁小男孩"。的确，自从弟弟雷顿死后，家里从来没人说起这件事，从来没人说"雷顿在谷仓里是自己开枪打死了自己"，这让T.S.幼小的心灵背上了沉重的十字架。家人有意或无意对他的忽视，以及他出生时"死麻雀"的故事，都让T.S.产生了被抛弃的感觉。

所以，从表面上看T.S.是偷偷地去领奖，但从深度心理学的角度说，他是想逃离这对冷漠的父母，逃离没有温暖的家。也就是说，对T.S.来说，这之前的父亲、学校的老师起到的都是无法认同和仿效的"坏父亲"的形象。他在旅途中遇到的铁路工作人员和警察的形象更是如此，呈现出"阴影父亲"的特点。这种认知模式，如果没有得到及时解决，在T.S.的心理内化，他的人生就很有可能会长期深受严厉"超我"的折磨。

幸运的是，T.S.在旅途中遇到了铁路修理工约翰尼和工程车司机里奇，他们呈现出了"积极父亲"的形象。例如，T.S.在铁轨上面爬的时候，约翰尼喊道，"你好，小伙子""嘿，小伙子，过来"，T.S.还以为自己被抓了呢，结果却发现约翰尼对他非常亲切，让他踩在自己的手上跳到休息车厢里。他在听了T.S.讲述自己跟麻雀的关系时，约翰尼也讲了一个与麻雀有关的《栖息之木》的故事：

> 从前，有一只病重的麻雀，他没有足够的力气往南飞了，"别管我了，你们走吧"。他告诉他的孩子们，"我会找到躲避严寒的庇护所，明年春天再会"。他找到了一棵橡树，问橡树他能不能在叶子里避寒，但那是一棵冰冷和傲慢的橡树，他没有同意，杂子树、白杨树、柳树、榆树，他们都说不，你信不信？
>
> 第一场雪来了，麻雀到松树那里最后试试运气，松树说："我给不了你多少保护，我只有漏风的针叶，但我的回答是——可以。"多么高兴啊，麻雀在那里避寒，你说后来怎样了？他活过了冬天，他的孩子们回来了，擦了擦高兴之余的泪水。看到这些，造物主决定惩罚那些自私的树木。从那天起，所有的树木都在冬天掉光了叶子，除了松树，因为他救了麻雀。

在分别之前，T.S. 调皮地请求约翰尼给他买了个热狗。约翰尼对 T.S. 说："我相信你能找到你的栖木。"就像朱元璋在苦难时吃烂菜叶和锅巴，当上皇帝后还念念不忘当时的美味一样，对 10 岁的 T.S. 来说，这个故事和热狗的影响必定是深远的，会无意识地影响他对今后人生中所遇到的成年男性的看法。同样地，当工程车司机里奇愿意载上 T.S.，并说"我不晓得你要去哪里、但路在脚下、祝你好运"时，T.S. 答道："我也不知道你要去哪里，但你一定会找到你的栖木。"说明他已经认同了约翰尼的"父亲形象"，当然这也适用于里奇。

得到家人的认同是所有小孩子共同的渴望。T.S. 也是如此，有一次，他看到电话亭，想像着妈妈说："你说的没错，我不该花那么多时间研究虎甲虫。"想像着爸爸抢着话筒说："我们的小河还是有问题，你那个引水管道真妙，你现在回来和我们一起干吧。"想像着姐姐说："你快回来，你答应过帮我做万圣节戏服的。"但 T.S. 依然没法确定家人是爱他的，所以，最终没有打电话。这一点，他在妈妈的日记中得到了证实：

> 父亲与 T.S. 的视线接触频率为 0，为什么，是因为 T.S. 更像我？老公不喜欢我这个样子，他不爱我……
>
> 当雷顿走后，我仍然忍不住每天早晨叫雷顿起床上学……T.S. 来书房找我了，那还是意外发生后头一次，我没有像以前那么关心 T.S. 了，我就像一座空空的房子，没有了雷顿，T.S. 有时会一个人玩跷跷板。

在史密森学院及《纽约大卫脱口秀》节目中，T.S. 再次感觉到那些叔叔和阿姨们的虚伪和做作，而这时"好妈妈"出现了，她说：

> 当你的孩子失踪时，世界都停止了，人失去了理性，有人把山羊踢

出铁丝网，以此发泄，有人会去寻找不存在的甲虫。那些失踪了的人，就像搭上了一辆不会回头的火车，所以你只能站在铁路边，盯着铁轨发呆。T.S. 你偷看了我的日记，那么你觉得送一把枪给一个孩子当礼物没有错吗？或是让两个年幼的孩子在谷仓里玩枪，却没有大人看着，没有错吗？不是你的错，不是任何人的错，那是一场意外，就像你爸爸说的，发生了的，就发生了。

T.S. 问爸爸，那天早晨开车在路上看见他时为什么没有停下来，爸爸告诉他，那个时候他正好弯腰捡东西，真没看见他。T.S. 听后，他内心的"被遗弃感"和"罪恶感"从此消失了，他开心地戴上了爸爸的牛仔帽。这时，"积极父亲"的形象在 T.S. 的心灵中开始建立了。

三、延伸与思考

（一）重视培养男孩"形成能力的品质"

所谓的形成能力的品质，是指"灵巧和智力在完成任务中的自如运用，它不为儿童期的自卑感削弱"。据著名的心理学家埃里克森研究，男孩能力的品质主要形成于 6～12 岁（相当于弗洛依德的潜伏期）。

处于这一年龄段的儿童大多数都在上小学或者初中，学习成为他们的主要活动。儿童在这一阶段最重要的是"体验用稳定的注意力和孜孜不倦的勤奋来完成工作的乐趣"。儿童可以从中产生勤奋感，满怀信心地在社会寻找工作。如果儿童不能发展这种勤奋，他们将对自己能否成为一个对社会有用的人缺乏信心，从而产生自卑感。如果这一阶段的危机得到积极的解决，就会形成有能力的品质，反之，消极对待就会导致其无能感。

与影片《奇迹男孩》中的奥吉类似，本影片中的男孩 T.S. 也热衷于科学。比奥吉不幸的是，T.S. 不仅得不到保守、固执、不爱说话、讨厌新鲜事物的父亲的肯定和支持，还遭到学校有些个性的老师的嘲笑，"你在科学观察方面的天赋本来可以用在更好的地方，比如，用在早上选一双合适的袜子"。如果这时的 T.S. 开始唯唯诺诺，唯他们的言行为榜样，那么他的"形成能力的品质"可能就难以形成，天才的能力也会从此荒废，甚至会像电影《被遗弃的松子的一生》中的女主人公松子一样，在被父亲长期忽视之后，她一辈子孤独地活在"被遗弃"的悲惨状态中。

精神卫生科的临床经验告诉我们，许多有问题的青少年以及成年神经症者往往无所事事，却被失眠、焦虑等身体不适症状困扰，有些人甚至自甘堕落，其背后的深层原因就是这一阶段的心理危机没有得到顺利解决。

（二）创造适合男孩成长的理想环境

影片中的男孩 T.S. 一家四口人。其父亲的"灵魂、体格和思维都是彻底的牛仔"形象，他传统守旧，用 T.S. 母亲的话说就是"傻瓜"——一个将自己不能理解的事物变成大笑话的人；母亲是一个喜欢钻研各种微小生物的博士，致力于"证明虎甲属中确实存在虎和尚"，她还具有强大的毁坏烤面包机的"能力"；双胞胎弟弟雷顿枪法神准，喜欢冒险，头脑简单，深得父亲的支持和赞许；姐姐格蕾丝跟所有普通的女生一样，热爱时尚，有些庸俗。

显然，这样的家庭环境不利于男孩 T.S. 成长。用心理学家阿德勒的理论来说，T.S. 在这样的家庭环境中非常容易出现懦弱、自卑的个性特点，尤其是在弟弟发生枪击意外之后，母亲开始更专注地投入研究昆虫的工作，这让 T.S. 在原本就缺乏父爱的生活中，又渐渐地失去了母亲的关怀。就这样，家人的沉默在 T.S. 心里无形地成了一种无声的责备。

同样地，在社会环境中，男孩们需要的是"父亲"和"母亲"们真诚的理解、支持和帮助，力戒"假成熟"。影片中的 T.S. 在独自去华盛顿的路上遇到的铁路修理工约翰尼、买热狗时的店员阿姨、工程车司机里奇，他们的形象都能在现实中找到，平凡又不普通，各自都有难忘而传奇的过去，他们对 T.S. 伸出了援手，在这次孤单而充满未知的旅途中，给 T.S. 带来了温暖和关爱。史密森学院的联络人员吉布森女士，以及校长的致辞都让 T.S. 感受到了温暖、公平和力量。当有人对 T.S. 的获奖提出质疑时，院长在致辞中说道：

> 曾经一度，科学处处受到排挤，我们目睹了智慧陷于沉默，我不禁想引用阿尔伯特·爱因斯坦的话，他说："只有两件事是无穷的：宇宙和人类的愚蠢。"对于前者我不太了解，但我却知道第三个无穷：人类的天才。今晚我们的贵宾正是极好的例子，我想请大家给他应得的尊重，虽然他年纪尚小……

然而，史密森学院和电视节目《纽约大卫脱口秀》后期的表现对 T.S. 的影响很糟糕。T.S. 发现大家都围着他，赞口不绝，他能敏锐地观察到大家的细微动作，那都是假笑，不是真心的。T.S. 是这样描述的："1862 年，一个名叫吉罗姆·杜胜的法国人发现了假笑和真心微笑的区别。假笑时，不仅颧弓的肌肉会收缩，眼睛周围的肌肉也会不自觉地收缩，今晚的笑容都是眼周 – 颧弓式的。"

从心理分析的角度说，如果男孩没有一个理想的成长环境，就培养不出成熟的男子气，这种负面影响可能是一辈子的，他成年以后还需要处理与"内在父母"的和解问题。在第二章介绍的影片《梦幻成真》中的男主角就是如此，由于小时候没有处理好与父亲的关系，成年后出现了幻听，直到他花了很大的代价才和解。

（三）正确对待男孩的离家出走

影片中的 T.S. 在缺乏"父爱""母爱"和玩伴的情况下，他感受到"似乎家里的每个人最后都要离开这里""我无法否认，我不是一个无忧无虑的漂泊者，我只是一个离家出走的10岁小孩"。

如何对待离家出走的孩子呢？T.S.的父母处理得很妥当，先是报警，然后恰如其分地加入了互动并与T.S.重新建立了心灵的"链接"。

我们先放下对男孩离家出走的行为进行对与错道德层面的评判。就深度心理学层面，对男孩的成长来说，10岁左右是其个体意识形成的阶段，摆脱父母的束缚，独自去冒险和体验世界是必须要经历的环节。在神话和童话故事之中，离开家和告别父母是男孩英雄之旅的第一步。在电影《斯巴达》中，古希腊的王子在年幼时必须离开父母，独自在森林中与野兽为伴一段时间，如果他能够存活下来，才有可能会得到别人的认可和获得掌管国家的资格。这种习俗在现代的部分原始部落中依然存在。从分析性心理学的角度说，这种经历有助于原型"成熟战士"的培育。荣格曾经论述道：

> 被束缚于家庭亲缘关系中的力比多必须从这个狭小的圈子中抽出来，释放到更广阔的范围里。因为成年人的心理健康要求他自己也成为一个新系统的中心。而他的童年时代不过是某旋转系统中一颗围绕中心不停旋转的小小粒子……切勿忘记基督曾经的教诲，就是要无比坚决地把一个人和他的家庭分开……就是要把人从他的家庭牵系中解脱出来，从他的软弱和不受约束的童年情感中解脱出来。因为，如果他任由自己的力比多陷于童年环境中不能自拔，而不给它自由，使之追求更高的目标，他就会把自己置于无意识强迫症的魔咒控制之下。无论他走到哪里，无意识都会通过对他自身情结的投射为他再度营造一个童年环境，这个环境同样以依附和缺乏自由为特征，和他以前生活在父母身边时一模一样，而这种做法恰恰违背了他的至关重要的利益。他的命运不再掌握在他自己手里，他的机遇和命运是从天上的星星那里降下的。斯多葛派把这种状态称为"海玛门尼"（灾星之犯），每一个"未被救赎"的灵魂都在它

控制之下。在此情形之下，当力比多始终滞留于其最原始的形式，它就会令一个人停留在相应较低的层次上，无力掌控自己的生命，只能听凭外界的影响。

不可否认，离家出走的行为是有风险的，在本影片中，T.S.摔成了骨折。如果不小心出个交通事故，说不定连命也赔上了。就像电影《星球大战》中的主人公，如果在旅途中遇到"阴影父亲"，聪明的男孩说不定会走上邪路，甚至万劫不复。然而，"男子气"的成长是个体性的，谁也无法替代别人去成长，我们不能因噎废食，为了不出意外而把男孩养成"巨婴"。电影《铁皮鼓》中的奥斯卡就是如此，他的祖母曾经是这样说的："三岁的时候他跌下楼梯，之后就再也没有长大过；现在他掉进了坟墓里，居然又开始长大了。"

四、同类影片推荐

普罗旺斯的夏天

（一）内容介绍

阿德里安、蕾雅和西奥三兄妹一直生活在巴黎，他们的妈妈因为有事需要在暑期送他们去外公保罗生活的乡下——普罗旺斯。

他们与外公从来没有见过面，因为当年外公不同意父母的婚事，后来母亲再也没有跟外公联系过。外公在车站接外婆，他同样也不知道孩子们要来。孩子们与外公之间相处的开始阶段并不愉快：外公看不惯孩子们的娇惯行为，孩子们嫌外公古板、没见识，而外婆就像个润滑剂在他们之间周旋。

不过，西奥和外公的关系处得较好，他们一起去看母鸡、小兔子，一起给西红柿秧苗浇水，在外婆要去镇上的时候，西奥牵着外公的手也想去。在镇上，外公看到一个游手好闲的男青年提亚和蕾雅在接吻，于是他将蕾雅带回了家。蕾雅收到提亚的信息，是约她出去玩，她知道外公是不会同意的，但外婆说服了外公，蕾雅有了一次愉快的游玩。

有一次，阿德里安通过 Facebook 将外公以前的好友都邀请到了家里，他以为外公会为此生气，而外公却没有。渐渐地，他们的关系发生了改变。阿德里安的心理一直没有接受父母离婚的事，他在接到父亲打来的视频请求时，与其大吵了一架，随后与外公来到了橄榄树田里……

外公在获知自己赢了橄榄油比赛的头奖后，便带着孩子们来镇上庆祝，他看到蕾雅和提亚过于亲密，且穿着也过于暴露，两人吵了起来，并越吵越凶，外公一气之下打了蕾雅一耳光，蕾雅拉着提亚走掉了，像是17年前妈妈的故事在重演。外公回家后意识到自己的冲动，开始想要改变，他请求阿德里安帮忙。他在得知提亚刚买过致幻剂之后，外公回到家里把闲置十几年的摩托车开出来，带上猎枪，与阿德里安一起去找蕾雅。外公找到他们后，警告他们并赶走了提亚，而此时，蕾雅因为服用了致幻剂正在昏睡。外公带回了蕾雅，并向她隐瞒了事实，只说是提亚不再跟她联系了。

经历了一个暑假，三个孩子与古板的外公都建立了亲密的情感"链接"。在火车站，父女关系也得到了和解，外公对女儿说："在这儿多待几天吧。"孩子的妈妈说："是在邀请我吗？"外公说："是的，你知道的，我们一直留着你的房间……"

（二）精彩看点

影片中的三兄妹就像现在都市家庭中的孩子，许多时候处于娇生惯养的状态，他们把更多的时间花在网络游戏上，而缺乏人与人之间本真的交往。对这样的孩子，如果能利用假期让他们接触一下自然界，过上一段"真实"的生活，对其成长会有很大的帮助。

例如，外婆准备好晚饭后叫蕾雅下楼吃饭，但是她仍在玩手机，外公对蕾雅说："你外婆说什么时候吃饭就是什么时候吃饭。"蕾雅表示巴黎从来不这么早吃饭，外公回答："这里是我们家，不是巴黎。"外公在得知蕾雅睡懒觉的时候，指使戈雅（一条狗）大声叫唤，将她吵醒。外公使用的这些方法对重新建立孩子的生活习惯是有帮助的。

在橄榄树田里，阿德里安在料理树木时，他与外公进行了如下的对话：

外公：你在摧残它，我都听到了它的叫声。

阿德里安：它好着呢，它只是一棵树。

外公：并不是这样的，这些橄榄树几乎全部都是我一棵一棵种的，要是下冰雪，我会为它们担心，当它们生病的时候，我会照顾它们，所以不是的，对我来说，它们不只是树。

阿德里安：你花在树上的时间比陪外婆的时间还要多。

外公：你花在电脑上的时间呢，比和西奥在一起的还要多。加油，还有4公顷，来吧。

外公开始给阿德里安讲解他种的橄榄树，随后他又问：这都是为了什么？

阿德里安：为了我们，不是吗？

外公：你知道开学后是什么在等着你吗？你要变成家里的男子汉了，要让他们安心，不是吗？

这时，阿德里安无法控制自己的情绪，他在地里奔跑，外公跟了上去，阿德里安抱住了外公，他终于哭了出来。同样地，在蕾雅受到感情伤害后，她与外公坐在河边，进行了如下的对话：

外公：来，扔一个硬币，会有好运的。

　　蕾雅：爱情吗？我一点都不相信爱情了，都是假的，在你们那个年代可能会有一见钟情、相守一生的爱情，就像你和外婆。

　　外公：一见钟情，那都是见鬼的神话故事。

　　蕾雅：怎么，你和外婆不是一见钟情吗？

　　外公：我的确是。她当时爱的那个人刚刚死去，我知道我哥哥去世的时候离那里还很远（外婆当时与外公哥哥一起环游世界，哥哥去世了），我骑了一夜车，伊琳娜（外婆的名字）和我拿着火把，我们就是这样认识的。刚开始的时候，我们在一起是为了能一起回忆他，慢慢地发现，我们是真心相爱，就是这样，懂了吗？爱情之路有时会蜿蜒曲折，对你对我都是一样，就是这样才更要相信爱情，生活比我们想像得还要曲折、离谱。

蕾雅看着外公，拿过了他手里的硬币，这时，她也成长了。

心理治疗的经验告诉我们，在自然界中的交流跟在房间里做思想工作的效果区别很大。我们的体验，以荒野复健为核心的自然疗愈对网络游戏问题、学习问题、注意力问题、功能性身体症状等都非常有意义，这种意义就如外公在影片的最后说的：

　　去巴黎吗？你不想让我活啦。去巴黎的人都说这个城市太棒了，我都看不到时间是怎么过去的。但我看得到时间的变换，我看得到时间是如何流逝的。早上，晨光微蓝，大中午和夜晚的阿尔卑斯山，天空如丝绸一般。在巴黎，早上起床，晚上睡觉，什么都看不到，这是被愚弄的生活。

"对抗"父亲是男孩成长的必修课

一、剧情回眸

比利是一个11岁的小男孩,生活在英格兰东北部的一个小镇,他的母亲早年去世,父亲杰奇和哥哥东尼都是矿工,而且都是工会组织的大罢工队伍中的活跃分子,家里还有一个患阿尔茨海默病的祖母。

尽管家里经济紧张,比利的父亲依然会凑钱在每周末送他去学拳击。有一次,比利在拳击练习场上意外摔倒时,被旁边的音乐声和女孩们的舞姿深深吸引,并为之沉醉,从此,他无可救药地爱上了芭蕾舞。

比利在街头遇见了芭蕾舞班的一个同学,她也是教芭蕾舞课老师的女儿,她邀请比利去学习芭蕾,而比利却担心会被人说成娘娘腔,该同学表示有很多男孩子也是跳芭蕾的,他们很强壮,并不是娘娘腔。

几经犹豫之后,比利依旧带着拳击套出门,却跑到隔壁班的芭蕾舞课学习芭蕾。老师给了他一双芭蕾舞鞋,并在下课后问他下周还来不来,比利说学习芭蕾后觉得自己是个娘娘腔,可是在老师问其要鞋子时却不愿归还,表示下次他还会来。

比利回到家后,担心被父亲发现,遂把芭蕾舞鞋藏在床垫下。接下来的几个月,比利每周都假装去学拳击而偷偷地去学芭蕾舞,他在家中也会偷偷练习。直到有一天,比利的父亲遇到拳击老师,老师问他生活中是否遇到了困难,为什么比利不来上课。比利的父亲很疑惑,于是,他跟踪比利,发现比利在学芭蕾舞后,大发雷霆,将比利带回了家,并表示女生可以学跳舞,男生不行,男生应该去学拳击或踢足球,要求比利不能再去了。而比利并不觉得学跳舞不对,两人开始激烈地争吵。

为了参加皇家芭蕾学院在纽加塞尔甄选学生的考试,比利跟着老师偷偷练习。促使比利做这个决定的则是去世的母亲留给他的一封信,母亲让他到18岁再拆开信,但比利提前拆开了。信的内容如下:亲爱的比利,我知道对你来说，我像是褪了色的记忆，这或许是件好事，因为你不再伤心。虽然我不能陪你长大，陪你哭，陪你笑，看你叫喊，更不能骂你，但我一直在你身边，和你一起度过一切，我以你为荣。永远忠于自己！

很遗憾，由于哥哥参与罢工，并与警察有冲突而被抓走了，比利和爸爸一起出庭去接哥哥而错过了考试的时间。老师来到比利的家里，向比利的父亲说明情况，并表示他错过了皇家芭蕾学院的面试。除了奶奶，其他家人都无法理解，当比利表示只想跳舞时，哥哥和爸爸严厉地责骂了他，还赶走了老师。

圣诞节时，比利在街上偶遇好友迈克（一个异装癖和同性恋者），迈克询问比利跳舞的事，比利把迈克带到了拳击馆，拿了芭蕾舞裙给他穿上，开始教他跳舞。比利的爸爸与同伴刚好经过，看见了比利，比利看着父亲，即兴跳了一段舞。

比利的父亲看着他的舞蹈，突然发现自己做了一件错误的事。他来到老师的家，询问考试的事，在得知需要交2000英镑的费用时，在感谢了老师的帮助和婉拒了老师提出的这笔钱可以由她支付后，他回到了家里。在一番纠结之后，比利的父亲停止了罢工，回到了矿场。比利的哥哥发现父亲回去后，追着父亲问为什么，父亲抱着东尼崩溃大哭："我是为了比利，他可能真的是个天才。他才11岁，他还是个孩子。我们完蛋了，我们哪有什么办法，我们给他一个机会吧。"之后，比利的父亲典当了妻子的遗物，带着比利前往伦敦参加皇家舞蹈学院的考试。

他们来到伦敦后，面对宏伟高大的校门，比利胆怯了，想打退堂鼓，他的父亲将其推进了面试的教室，结果面试通过了。在送比利去伦敦上学后，比利哥哥也停止了罢工，回到了矿场继续工作。过了一段时间以后，父亲和哥哥都接到比利学校的邀请，他们一起来到伦敦，坐在家属席上，观看比利在皇家剧院舞台上的第一场演出。

二、剧情解读

这是电影《跳出我天地》里的故事。

影片中的小男孩比利正处于童年期向青少年期发展的过渡阶段。他所生活的小镇有一个不可改变的传统,那就是:所有的男孩都要被送去学习拳击,所有的女孩都被送去学习芭蕾。用我们的俗语说就是,"男有男相,女有女样",力量是男性的象征,柔软是女性的象征。因此,尽管比利不是很喜欢拳击,在练习时显得心不在焉,但或许是没有发现自己的所长和真正的爱好,或者是出于对传统习俗的尊重,他依然会准时参加。

其实,比利的家庭是具有音乐和舞蹈基因的,不仅祖母和母亲喜欢,父亲和哥哥也会在家里无意识地跟着音乐节拍舞动,他们家还有一架钢琴,但要说去专业机构学习舞蹈,不仅比利的父亲和哥哥难以接受,比利自己也犹豫,毕竟学舞蹈在当时的小镇代表着女性行为,与"男子气"格格不入。

幸运的是,比利在内心另一种声音的召唤下,以及已故母亲的支持下,在老师母女俩的鼓励和帮助下,开始与家庭、与传统、与自我做了很艰难的抗争。在一次又一次和家庭的针锋相对和据理力争之后,父亲妥协了,哥哥也妥协了。当一直是强硬形象的父亲哭着说"他可能真的是一个天才""我们应给他一个机会"的时候,当年迈的父亲坐在观众席中泪光盈盈的时候,当暴力、急躁的兄长站在长途车外说"我会想你"的时候,当哥哥缓缓地跟在车后面不愿离去的时候……比利踏上了自我追寻之路,用自己独特的方式阐释"男子气",他是这样回答面试官关于"为什么喜欢芭蕾"的提问的:

> 不知道自己为什么会喜欢芭蕾,但就是喜欢。不知道跳舞的感觉是怎样,但就是觉得很好,有一点僵硬,但是只要一跳舞,就会忘记全部的事情。然后,好像不存在一样,感觉一切都消失了。我感觉到身体在

改变，好像里面有一把火，剩下我在那里，像小鸟一样，在飞翔。像电流一样，对，就像电流一样……

用心理学的术语来说，比利所描述的跳舞状态是一种"高峰体验"或者"心流"的状态；用禅学的术语说，这是一种"禅悟"的状态；用通俗的话说，这是一种"忘我"的状态。

三、延伸与思考

（一）如何"对抗"父亲是男孩成长的必修课

维也纳心理分析学家埃尔斯·弗伦科尔－布伦斯维克在分析了几千位显赫有名的人物，其中包括作家、艺术家、企业家和政治家的传记之后，指出"我想要"支配着青春期，而"我应该"控制了成熟期。青春期的"我想要"包括了社会福利和对个人愿望的追求——利他主义事业及个人愿望。不论是哪一种，"我"字是中心。在人的后半生，对家庭、团体及社会的责任和奉献处于主导地位。弗伦科尔－布伦斯维克进一步补充道："精神障碍者"则恰恰相反——患病的青年着眼于"我应该"而不是"我想要"，而年老的患者则追求"我想要"而远远不是"我应该"。

青少年男孩的一门必修课是如何"对抗"父亲。在深度心理学以及神话学中，"弑父"（当然是心理层面的而不是现实层面的）是青少年男孩心灵成长的必经环节。如果青少年男孩不会维护自己的利益，在日常生活中表现得很世故，不去发展"个体我"，不会表达"我想要"，处处表现为"好孩子"或者像个"小大人"，那么他就会永远停滞于心理发展的"青春前期"。即使到了中老年，他们也不是"返璞归真"，而是活在"我想要"的"神经症"状态之中，依然像个"巨婴"或者说"老小孩"。

心理治疗的经验告诉我们，对青少年男孩来说，只要你开始真正的追求，

"父亲们"往往会妥协的。影片中的比利父子即是如此,在发现自己真正喜欢的事情之后,比利开始在底下偷偷地做自己喜欢的事,然后公开地在父亲的面前展现,最后得到认同。与影片中比利与父亲和哥哥的关系一样,下面这位来访者的经历更是说明了适当"对抗"不仅不会让父子关系破裂,还可能会增进两者的"链接"。当然,这里所说的"对抗"绝不是任性、不是什么都与父母违抗,而是建立在对自身负责的基础上的自我独立的过程。

在我16岁时,有一次,我的父亲想揍我。这个行为在当时非常普遍,而我的父亲其实并不暴力,与同龄孩子相比,我算是比较少被打的。但那时当他生气的时候,并不是真的要打我,而且我确实是做了惹他生气的事情(我已记不起是什么事,但我相信应该是我当时与母亲发生了很大声的争论,而这至少对他而言是不能忍受的,因为连他自己都从来不曾大声地对我的母亲说过一句话)。反正,他对我非常不友好。那时我挺直了身体,挥动着手臂对他说:"如果你打我,我就还手!"当时我是认真的。我们站着面对面地直视了很久,然后他转身走了,没有说一句话。后来我们再也没有谈起过这件事。我的母亲终于松了口气,当时,她害怕我们会杀死对方或令对方严重受伤。他本来可以毫不费力地痛打我一顿的,而我当时也丝毫没有可能反抗他的机会。

今天,我从我自己儿子们的经验中知道,当时在父亲身上发生了什么:他在我身上看到了一个男人,并且他给予了这个男人尊重。我仍然是他的儿子,但从那一刻起我便不再是一个孩子了。每一个孩子都必须走向这一步,如果他想长大成人的话,就必须作为成年人来跨过父母这一关。我与父亲的关系并未受到那件事的伤害,从那以后,我们的关系反而好了许多。我总能感觉到被他尊重,同样地,我也给予他尊重。或许那时,我才第一次恍然大悟:原来他是真的爱我。

台湾影片制作人李安也有过与比利类似的经历。李安是在父亲殷切期望下长大的男孩，作为外省望族的第二代，父亲在为他取名时，就投射了自身国仇家恨及离乡背井的感伤。例如"安"这个字，既是江西老家德安，也是父亲避难来台湾搭乘的永安号。相比于声名显赫的父亲（校长、救国主委），童年时的李安长得瘦小，个性羞涩而低调，自小身体不好的他经常请假看病。有趣的是，据李安的夫人说，李安到美国之后还长高了两厘米。台湾心理咨询师王明智根据这个有趣的发现不禁联想到：李安长期活在父亲的压力之下，有志难伸，直到外放到美国，脱离了父亲的羁绊，才得以活出自我。

据李安自己回忆，在考上台南一中的那个暑假，他的父亲拿了一份大学志愿表回家，而李安当时就清楚自己不是念热门学科的料，于是对父亲说："那些热门专业，我都不喜欢，我想当导演！"家人听后对这句话一笑了之，一直不当回事。在两次大学联考中，李安都因紧张得头痛、腹痛导致考试失败。显然，从心理卫生的角度说，这些功能性躯体症状是李安的潜意识在表达"父权"的期望所带来的压力，以及内心无言的抗议。

在李安转考"国立"艺专之后，他的生命才出现戏剧性的转折。与比利的感受相似，李安回忆起他第一次站上舞台时的感觉：

> 我一上舞台就清楚地感觉到，这辈子就是舞台。清楚了，原来就是这么回事。它擦亮我的双眼，呼唤、吸纳着我的精魄，我逐渐了解，所谓的升学主义、考大学，除了培训基础知识与纪律，对我毫无意义。遵循常规，我的一生可能庸庸碌碌；但学戏剧，走的可能就是一条很不平常的路……
>
> 到了艺专后，我才真正地面对另一种人生的开始。原来人生不是千篇一律的读书和升学，我从小到大所信守的方式并不是唯一的，其实每天可以不一样，我有一种灵魂出窍的感觉，很过瘾。

有心理分析经验的人都知道，为了在内心上成为成年人，与父母的分离（或如老师、领导一样的其他权威人物）是必要的。如果谁放弃了迈出这一步，他过的就不是自己的人生。我们精神卫生科不时遇到的案例是：一个男人殴打他的妻子，儿子卷入其中并捍卫母亲。有些人获得了帮助，如求助警察，有些人打了父亲，即使他没有能力可以跟他对抗，而当他长大了且足够强壮时，甚至会真的痛揍父亲一顿。这与儿子的年龄无关：在他反抗父亲的那一瞬间，便不再是孩子了，在那一刻，他成为男人了。

当然，我们也遇到过许多相反的案例，下面这位来访者即是如此，他被我们传统的"孝"文化所困，没有成功地"对抗"父亲，结果"赌掉了他的人生"：

> 朱先生，32岁，未婚，是一名医生。他的父亲好喝酒、讲义气，喝多了后可能会打母亲，起因于20年前母亲意外怀孕后，不想要孩子而私自把孩子打掉了。5年前，父亲有一次在酒后把母亲打得住院，母亲出现了精神障碍，服用抗抑郁药和抗精神病药治疗。朱先生那时坚决让母亲与父亲离婚，还准备到法院告父亲，让他坐牢，最后在周围邻居、亲戚的阻挠和劝说下，此事作罢。周围的人骂他"要被天打死的""不孝子"。自此朱先生与母亲生活，拒绝找对象。

（二）对"孝"的强调不可过头

"孝"是一个非常有中国特色的字。从家庭角度看，"孝"体现为孩子对父母绝对权威的顺从；从社会角度看，"孝"即下级对统治者的敬畏和基于敬畏的绝对服从。

俗语有云："君子立身，孝字为本。"意思是说，如果你想在社会立身，就必须懂得"孝"。孔子曾经提出:"其为人也孝悌而好犯上者,鲜矣。不好犯上而好作乱者,未之有也。"意思是说,一个人能孝顺父母、敬爱兄长,却喜欢触犯上级,这种情况是很少有的;不喜欢触犯上级,却喜欢造反的人从来没有。《孝经》开宗明义地提出:"身体发肤,受之父母,不敢毁伤,孝之始也;立身行道,扬名于后世,以显父母,孝之终也。夫孝,始于事亲,忠于事君,终于立身。"

就这样,中国历代社会都把"孝"当成选拔官吏的重要条件之一。如汉代的"举孝廉"这个制度,我们现在学校所搞的"感恩教育"都与此有关。《二十四孝》中的例子个个都比较极端,例如:

亲尝汤药:前汉文帝,名恒,高祖第四子,初封代王。生母薄太后,帝奉养无怠。母常病,三年,帝目不交睫,衣不解带,汤药非口亲尝弗进。仁孝闻天下。

埋儿奉母:汉郭巨,家贫。有子三岁,母尝减食与之。巨谓妻曰:"贫乏不能供母,子又分母之食,盍埋此子?儿可再有,母不可复得。"妻不敢违。巨遂掘坑三尺余,忽见黄金一釜,上云:"天赐孝子郭巨,官不得取,民不得夺。"

卧冰求鲤:晋王祥,字休征。早丧母,继母朱氏不慈。父前数谮之,由是失爱于父母。尝欲食生鱼,时天寒冰冻,祥解衣,将剖冰求之。冰忽自解,双鲤跃出,持归供母。

不可否认,从社会学的角度说,强调"孝"非常有利于封建专制社会的统治。试想一下,如果百姓对朝廷绝对地"孝",大臣对皇帝绝对地"孝",孩子对父母绝对地"孝",那么这个社会不就很太平吗?当然,这种太平是以牺牲个体的创造力为代价的。

其实，孔子在强调"孝"的同时也强调过"忍无可忍，不再忍"。例如，据《孔子家语》记载：

有一次，曾点（孔子的弟子）支使儿子曾参（也是孔子的弟子）去给瓜苗培土，曾参干活的时候，不小心弄断了瓜苗的根，曾点很愤怒，像所有脾气暴躁的父亲一样，拿着一根大杖子劈头盖脸地揍了曾参一顿，把他打得躺在地上晕了过去。

曾参苏醒过来的第一件事，就是赶紧跑到父亲面前，问候父亲道："刚才儿子做了错事，惹您生气了，您费这么大力气揍了我一顿，我是罪有应得，您没事吧？"

问候完父亲，曾参忍着身上的剧痛，装作若无其事的样子走进书房，操起一把琴就弹了起来，故意声音很大，让父亲远远地就能够听见。

有人把这件事报告给了孔子。孔子听了大怒，对弟子们说："曾参如果来听课，不要放他进门！"曾参听说老师竟然怪罪自己，心里很不服气，就托人向老师要一个说法。

孔子对来人说："回去转告曾参：难道你没有学习过舜和父亲的故事吗？当年舜的父亲生气的时候，如果用短木棍教训舜，舜就老老实实地挨打，可是如果用大杖子教训舜，舜立马就逃得远远的。你曾参可好，明明知道父亲暴怒之下没轻没重，你还不逃走，硬生生地挨父亲的大杖子，如果你被打死了，那不是陷你父亲于不义吗？还有比这更大的不孝吗？你父亲难道不是天子的子民吗？设想一下，如果你父亲杀了人，该是多大的重罪？你死了，两腿一蹬，可你父亲还得承担杀人的后果呢！"

曾参一听，出了一身冷汗，赶紧登门向老师谢罪。

在这个故事中，孔子明确地告诉我们什么是"孝道"：要求儿子在父亲暴怒的时候赶紧逃跑。

因此，从心理卫生的角度说，谈"尊重"、谈"孝"不能抛开人格尊严而单独谈。上述案例中的曾参已经丧失了独立的人格，充其量是个奴隶或机器，根本算不上"存在"意义上的"人"。

我曾经在精神卫生科临床接诊过一家三口人。其中男孩12岁，平时比较"听话"，能掌厨烧菜，也能帮家里人洗衣服，甚至还能踩缝纫机，学习也不错，深得老师和家长的喜爱，常被长辈们当成同龄人的榜样。有一次，该男孩与母亲闹矛盾，母亲出手打了他，男孩还手了。这时，父亲从楼上冲下来，不分青红皂白地给他两巴掌，说道："你居然敢向你妈妈还手，连我都舍不得动她一根汗毛。"一周之内，男孩的爷爷奶奶、外公外婆都陆续来教育他。他们这样做了之后还是不放心，于是父母把该男孩带到了精神卫生科就诊，让医生看看这孩子有没有心理问题。我问孩子："你是如何看待这件事的呢？"他低头回答："是我不好，不该向长辈还手，以后我再也不敢了。"我听后鼻子一酸，一下子语塞了。

这个男孩的遭遇是我们传统育儿文化的典型，从心理卫生的角度说，我们对"孝"的强调有些过头了，难怪我们的"男性"们缺乏"个体我"。我认为，如果把"孝"字换成"尊重"，可能更恰当，因为，"尊重"有两个前提条件：个体间人格独立；个体存在值得别人尊重的地方。

四、同类影片推荐

闪亮的风采

（一）内容介绍

年幼的大卫要参加钢琴比赛，赛前他一直默念"我会赢的，我会赢……"，他上台后却紧张得说不出话。当大卫开始弹琴时，评委们都很惊讶，小小年纪就能弹得这么好，大卫的父亲不禁自豪地向身边的人介绍这是他的儿子。

然而，大卫正在弹的那架钢琴，因为年久而出现了一些问题，使得大卫后面无法真正展示自己的实力而输掉了比赛。他们本该坐在那里等颁奖仪式，但大卫的父亲却提前拉着大卫气愤地离开了。

回到家中，大卫的妹妹们看出了父亲的神色不对，知道大卫输了比赛，"现在我们可惨了"，父亲好比火药，随时都有可能爆炸。屋里，天真的大卫在和父亲下棋，轮到父亲时，大卫提醒他，而父亲终于按捺不住了……

不一会儿，刚才参加钢琴比赛的评审之一班·罗森先生上门拜访，他希望自己能带一下大卫，但马上被父亲拒绝，"他是我教的，没人能教过我，他不需要音乐老师"。第二天，父亲还是带着大卫去找了罗森。

在罗森的教导下，大卫赢得了许多冠军。一天，大卫收到一封来自美国的信件，他满心欢喜地分享给家人，却被父亲夺过去丢到了火炉里。

在卡弗琳的鼓励下，大卫冲破了父亲的竭力阻止，决定去皇家音乐大学就读。在塞西尔教授的熏陶下，大卫打开了自己的内心，结识了朋友，他们一起抽烟，泡酒吧。他变得疯狂，想要在接下来的比赛中弹奏世界上最难弹的曲子，连教授都觉得不可思议。在比赛那天，大卫发挥得淋漓尽致，手指跳跃在琴键上，两者似乎融为一体。当落下最后一个音符时，大卫似乎精力耗尽般地晕倒在地……

在出现精神异常之后，大卫流落街头，叼着烟，弓着背，着装邋遢，但他那灵动的手指依然能弹奏出美妙的曲子。最后，大卫遇到一位女士，她不顾世俗的眼光，决定在大卫身边协助他"重生"。在该女士的陪伴下，大卫在中年时举办了真正属于他自己的一场音乐会，从此，大卫的余生属于他自己了。

（二）精彩看点

在该影片中，大卫的父亲显得功利、自私，只在乎结果，哪怕他知道比赛中大卫的发挥受到了钢琴移动的影响，却还是说："你本来可以赢，但你太紧张了。让我看看，让我看看……你输了，你输了……大卫，你一定要赢，一定要赢。当我跟你一样大的时候，买了一把小提琴，一把美丽的小提琴，花光了我的积蓄。你知道结果吗？没错，被砸烂了。大卫，你很幸运，我父亲从不让我学习音乐，你很幸运，说啊，非常幸运。"这时的大卫也跟着说了"我是一个非常幸运的孩子"。

在父亲的心中，唯有"赢"才能证明自己的能力，当他听到大卫在弹曲子时（那是世上最难弹的曲子，大卫却通过听录音学了一些），他说道："总有一天你会弹好的，我将会以你为荣，感到非常骄傲，大卫。那么，下次我们要怎么样？"大卫回答："我们要赢，没错。"

当大卫想去美国时，父亲对孩子们说："看什么看，他不会去美国，谁也不能毁掉这个家！""大卫，我知道什么是最好的，因为我是你的父亲，而这是你的家！"看着大卫走出家门，父亲还是对家里其他人说道："我知道什么对他最好，相信我。关门！"

总之，所有"中国式"的父母们都该看看影片《跳出我天地》和《闪亮的风采》。如果你们继续行使霸道的"父权"，不从孩子的角度去培养，那么你们在扼杀孩子的才能、扭曲孩子的人格之外，还可能会使孩子患上精神疾病。

正确对待青少年男孩的性心理问题

一、剧情回眸

雷纳多是一个12岁的小男孩，因太小不能穿长裤而经常遭受比他大一点的小伙伴们的嘲笑。有一次，雷纳多骑着父亲刚组装好的二手自行车，兴奋地穿过人群，跟在伙伴们的后面，他第一次见到了西西里镇最美丽的女人——玛莲娜。同时，他发现自己有了第一次性冲动。

雷纳多深深地被貌美的玛莲娜吸引，他开始不断地性幻想、自慰、翘课，他经常骑着自行车跟着玛莲娜到处走，或是远远地看着，或是擦肩而过。他还常常在晚上溜出去来到玛莲娜家的院子里，爬上树偷偷地往屋子里面看，甚至还凭着印象在音像店买了玛莲娜听过的唱片。

在玛莲娜丈夫尼诺被征召入伍之后，她就一个人生活，绯闻不断。当尼诺阵亡的消息传来时，小镇上的女人们更是对玛莲娜闲言闲语，而男人们则对着玛莲娜的房子虎视眈眈。雷纳多对羞辱玛莲娜的人非常憎恨，他会在楼上向楼下乱讲话的人吐痰，在乱讲话的女人的包里撒尿，向对玛莲娜不怀好意的男人家的门玻璃扔石头，与羞辱玛莲娜的同学打架。雷纳多跑到教堂，祈求神父在小镇里保护玛莲娜，至少要保护几年，然后再由他接手。

有一次，雷纳多在院子里的树上看到了玛莲娜被具有"恋母情结"的律师伤害，他非常难过，跑到教堂对神父说："我原谅她，她这么做是为了付清律师费，只此一次，下不为例，但是你没有遵守约定。"于是，他打掉了神父塑像的一只手臂。

有一天晚上，一个送食物的男人来到玛莲娜家，强行与她发生性关系，他说他可以每个周四都来，玛莲娜让他来时记得带食物。雷纳多看到玛莲娜痛苦的样子，他的眼泪都流出来了，但是又很无奈。

终于，走投无路的玛莲娜改变了形象，开始了妓女生活。雷纳多幻想自己成为拯救玛莲娜的英雄，但当他听到人们的议论，想像玛莲娜妓女生活的画面时，竟然晕倒了。这时，雷纳多的父亲认为儿子没生病，是他需要性交了，于是，他父亲在战火声中带雷纳多去妓院。当玛莲娜（或许只是一位像玛莲娜的妓女）问他："这是你的第一次吗？""不！"雷纳多笑得不无得意，但看起来又是那样地酸楚，"我已经梦想过很多次了。"

战争结束了，玛莲娜在被一群女人羞辱之后，裹着黑头巾坐上火车离开了，雷纳多独自一人来到海边，无奈地把那张唱片扔进了海里，心情非常沉重，他开始抽烟了。

有一天，尼诺先生回到了镇上，他没有死，只是断了一只胳膊。除了雷纳多之外，没有人搭理尼诺，更没有人把真相告诉他。那天晚上，雷纳多从窗户给尼诺丢进去一封信：恕我没有勇气跟你面对面交谈，这几个月我有了点勇气，却依然怯懦。我是唯一知道尊夫人真相的人，这里的人只会造谣中伤她，但是请相信我，你的妻子对你忠贞不渝，你是她唯一深爱的人，这是实情。你不在的这段时间发生了很多事情，但一直以来大家都以为你死了。我最后一次看到她的时候，她坐上了开往墨西拿的火车。祝你好运！我本应该像其他匿名信那样，签署"一个朋友"，但是，我的名字是雷纳多。

一年后，尼诺夫妇回到了镇上，大家都惊呆了，雷纳多脸上露出了微笑，他的女友问道："为什么大家都看着那个女人？"雷纳多笑着回答："没什么。"在路上，玛莲娜背的袋子里的橘子撒了一地，正在远处看着玛莲娜的雷纳多赶紧过来帮忙，告诉她："没关系，我帮你捡。"当玛莲娜要离开时，雷纳多坚定地说："玛莲娜夫人，祝你好运！"

说完后，雷纳多没有再跟着她，而是骑着车朝反方向离开。他拼命地往前骑，好像要逃离似的，逃离渴望，逃离纯真，逃离她，他在心里想：岁月匆匆，我爱上过很多女人，当她们紧紧拥抱我，问我会不会记住她们时，我会回答"是的，我会记住你"，但我唯一从来没忘记的，是一个从来没问过我的女人——玛莲娜。

二、剧情解读

这是电影《西西里的美丽传说》里的故事。

影片中的小男孩雷纳多开始步入青春期，遇到了一个人生的关键主题：成人的标志是什么呢？

开始，他以为能骑单车就是"大人"的标志。然而，当他骑着父亲重新组装好的单车，遇到四个比自己大的男孩时，就问他们，"现在我跟你们一样了，是个大人了，我可以加入组织了吗？"其中有三个人同意，第四个人却说："跟穿短裤的小鬼在一起，很丢脸。"这就是说，成为"大人"还需要摆脱"短裤"。

当玛莲娜走过来时，同伴们都把自行车停到路边翘首观看，雷纳多不明所以，问道："为什么，你们在看什么？"一个同伴答道："你可以闭嘴吗？"当玛莲娜走近时，雷纳多又问："怎么了？"同伴答道："你想加入组织就安静地看着。"这时，几个男孩七嘴八舌，就他没吭声，但他发现自己的裤裆鼓了起来。

或许雷纳多转而认为"性意识"是成人的标志。然而，当六个男孩在海边估测着自己的小鸡鸡、相互比较生殖器的长短和吹牛时，雷纳多显得比其他男孩木讷，好像对男女之事还没有开窍。在同伴的催促下，雷纳多也估测了自己的小鸡鸡，但因生殖器小而短又被其他男孩笑话了。有一个同伴问："你知道他们怎样说穿短裤的孩子吗？"另一个同伴回答："短裤配短鸡鸡。"雷纳多觉得自己被羞辱了，就跟同伴打架，结果却输了，他被同伴死死地摁在地上。同伴问："混蛋，现在谁的鸡鸡最大？"雷纳多回答："你的。"还有一次，雷纳多在理发时问理发师："为什么我不能坐那边？"理发师回答："穿短裤的人不能坐大人座。"

于是，雷纳多认为摆脱短裤是成人的标志。他偷偷地将父亲的长裤拿到裁缝店修改，他希望通过穿长裤能让父亲意识到他已经是一名成年男子，可以公开地追求和保护自己仰慕已久的女神了。然而，当雷纳多偷改父亲的长裤被发现后，他不仅没有得到父亲的认可，反而遭到了父亲严厉的责打。

雷纳多无法成为别人眼中的"大人"，但他萌发的性冲动该如何解决呢？雷纳多开始对玛莲娜进行性幻想、自慰。有一次，他还偷了玛莲娜的内裤，罩在自己的脸上进行自慰和睡觉。第二天，父母发现后骂雷纳多变态和下流，还毒打了他，不让他与家人坐一桌吃饭。

随着电影故事情节的发展，雷纳多的成长也让父亲逐渐意识到他的孩子已经是一个成年男子了。于是，父亲亲自带着雷纳多前往裁缝店，请裁缝制作了一条长裤送给他，这也就意味着父亲承认雷纳多是一个可以拥有爱情与欲望的男子汉了。在理发店，理发师也让穿着长裤的雷纳多坐在了成人的位置。

战争结束后，牙医的老婆对大家说："我们去好好惩戒一下那个荡妇，她得接受惩罚。看她还敢不敢勾引我们的男人、和肮脏的德国人睡觉。""这是教你怎么做人；看还有哪个男人肯要你；恶人有恶报；快滚吧，赶快消失吧……"一群女人对着玛莲娜你一言我一语，拳打脚踢，还用扫把戳，把她的头发也剪掉了，她伤得非常严重，衣不蔽体。这时，男人们却袖手旁观。"退后，这是女人之间的事情"，这是围观的男人之间说的话。

从某种程度上可以说，除了玛莲娜的丈夫尼诺外，与影片中的其他成年"男性"相比，雷纳多尽管生理年龄偏小，但显得更具有"男子气"。因为，对雷纳多来说，他渴望成长的主要原因是能够给玛莲娜提供保护，而不是占有。

三、延伸与思考

（一）正确对待青少年男孩的性心理问题

一般情况下，男孩在12岁左右就开始进入青春期。伴随着生理方面的发育，男孩们开始出现性的特征，性意识逐渐明朗化。这时，男孩心理会产生对女孩（尤其是年长的女孩）的喜欢，这种对年长的女孩的信赖和喜欢心理，常被称为"仔牛式爱情"，即男童爱恋比自己年长的且已成年的女性，像小牛眷恋母牛那样。这是性心理初期萌发的一种极不成熟的性心理，但与弗洛伊德精神分析理论中的"恋母情结"有着本质不同，不可混淆。随着性意识过渡到一个更为完善、更为成熟的阶段，男孩们开始喜欢与自己年龄相仿的女孩，这就是所谓的"幼犬式爱情"，即他们如同幼犬一样互相追逐嬉戏，互相具有吸引力。

随着年龄的增长，性心理的不断成熟和发展，恋爱意识开始萌发，包含性冲动、满足欲望和充实人生三项内容，这三项内容是不可分开的。如仅因性冲动而追求异性，满足于肉体的占有和支配而不去进一步追求人生的充实，那只是低级、动物式的性爱，不是真正的爱情。该影片中那些男性对玛莲娜的霸占就属于这种情况。

心理学的研究表明，大多数青春期的男孩能够在理解人生的基础之上建立起纯洁、健康的恋爱观。因此，在遇到孩子的自慰、看A片、写情书等行为时，父母和老师们没必要像雷纳多的父母那样大惊小怪，因为问题远没有所想像的那么严重；手淫的危害并不像许多中医书籍中说的那样会造成体质虚弱、元气耗损、性生活障碍、患上不育症等问题。

经典的精神分析理论认为，如果青春期及以前这段时期的性心理不能得到顺利发展，男孩在成年后就可能会产生性犯罪、性倒错，甚至患上精神心理疾病。该影片中雷纳多的父亲起先对待雷纳多的手淫、把女性内裤罩在脸上等行为有些反应过激了，这些责怪和惩罚很容易造成当事人的罪恶感和情感上的"自我否定性压抑"。幸运的是，在雷纳多听着人们的议论，想像着玛莲娜妓女生活的画面晕倒时，他的父亲才开始意识到儿子没生病，是"长大成人"了。于是，他同意儿子穿长裤，带儿子去妓院。或许，在当时这就是当地的一种男孩的"成人仪式"。就这样，雷纳多顺利地渡过了青春期的"性心理危机"。

在精神卫生科，我们不时会遇到许多父母依然把青春期的孩子看A片、手淫等行为看作是堕落、不求上进、道德败坏，然后向孩子灌输大量的"道德"理念，许多孩子也因此落下了"病根"：他们成年后还会在无意识中把性冲动当成罪恶和下流，从而出现各种各样的心理障碍，有些人对性的认知固着在童年的状态。当然，这样的男子往往缺乏"男子气"。下面的这位来访者就是如此：

该来访者是一名22岁的男大学生，是家中的独生子，他的成长过程比较顺利，是父母和老师眼中的好孩子，用他母亲的话说，"孩子的心地一直非常纯洁"。3周前，该来访者认识了一名女网友，两人出去开了一次房，发生了一夜情。尽管当时发生性关系时戴着安全套，但此后该来访者一直害怕染上性病，而且除了在自己的心里忏悔外，他还不断地向母亲说"对不起"，觉得自己很肮脏，对不起以后的妻子。渐渐地，该来访者出现失眠、强迫性洗手和确认等症。

（二）理解男人身上的"阿尼玛"

对该影片中的雷纳多来说，自从看了玛莲娜第一眼，这个孤傲、清灵、性感的女子就成了他接下来日子里唯一的守望。从此，除了玛莲娜，其他的人都不再重要了。

尽管雷纳多也向往玛莲娜的身体，他恋物，偷窥，夜里一边性幻想一边疯狂自慰，但他不像影片中其他成年男性那样垂涎和霸占。对雷纳多来说，不管玛莲娜是自愿与他人发生性关系，成为妓女、被打得面目全非，还是被周围人议论，她都显得那么完美，简直可以称得上女神了。

雷纳多的表现让人忍俊不禁却无关嘲弄，更准确地说应该属于对一种纯真而笨拙的情意发自内心的珍视。如果用分析性心理学的术语说，该影片中的玛莲娜是雷纳多灵魂深处的"阿尼玛"。

所谓的"阿尼玛"，是分析性心理学中的一个基本概念，也有人称之为"灵魂的原型"。在生物医学中，不管男人还是女人，都同时存在雄性激素和雌性激素。相应地，在分析性心理学创始人荣格看来，在所有人的心理结构中，既有男性的面相也有女性的面相。当一个人在意识层面的外显人格逐渐发展并和生理性别形成一致时，他的内在无意识层面会以某种与外显人格相补偿的方式运作，展现出外显人格中缺乏甚至相反的某些特质。对男性而言，这些就是女性的面相，我们将其称之为"阿尼玛"。

在分析性心理学家看来，"阿尼玛"的原型在男性身上表现为一个完美的女性形象，是他灵魂原型的外在投射。由于男女天生具有互补的本质，男人会在无意识里以理想的形象将对方保留起来，直到被某个具体的女性激发。当然，他也有可能会将现实中遇见的女性投射成自己的"阿尼玛"，对她产生难以言喻、无从解释的热情。

这种现象最为典型的表现是"一见钟情"。相信每个经历过初恋的男人，在看到影片中的雷纳多一边跟踪、偷窥、盗窃，另一边又祈祷，都要会心一笑。在分析性心理治疗师看来，在情窦初开的青春岁月里，了解"阿尼玛"，接近"阿尼玛"，在幻想和现实中与"阿尼玛"建立关系，是非常重要的事情。

由于"阿尼玛"激发的总是性欲最原始、本真的一面，追寻的是试图和另一个人从灵到肉的全面融合，哪怕只是发生在想像中。由于人生又有着追寻完整的天性，如果男性在年轻时没有与自己的"阿尼玛"建立关系，那就有一部分的自我被留在未分化的无意识之中。在他以后的成年生活中，只要有机会，还是会通过和"阿尼玛"，亦即自己的内在人格建立联系，重新寻回自己的完整性。

电影《男人四十》和《来跳舞吧》中的男主角都是如此，他们都是在中年时经历过一段情感插曲从而得到补偿的。的确，精神卫生科的临床经验告诉我们，出现在中老年的婚外情、养小三甚至离婚等男性危机现象，从深层次上来说很有可能是他们对自己内在的"阿尼玛"的救赎，进一步说是对自己的救赎——将这未知的一部分意识化并整合进自己的心灵，成长出完整的个体。

需要注意的是，作者在此并不是鼓励建立两性间的混乱关系，而是从心理卫生专业的角度去理解这种现象。

四、同类影片推荐

生死朗读

（一）内容介绍

德国少年麦克因为一场突来的猩红热邂逅了比他大十多岁的美女汉娜，从此深深地迷恋上了她，并经常为她朗读书籍。汉娜并不是一个特殊的人物，她只是一个非常普通的女士——列车售票员。她非常喜欢躺在麦克的怀里听麦克为她读书，她总是沉浸在麦克那琅琅的读书声中。

年轻的麦克在沉溺于这种关系不能自拔的同时，他却发现自己根本不了解汉娜。忽然有一天，汉娜不辞而别，麦克在短暂的迷惑和悲伤之后，开始了新的生活。

二战结束以后，成为法律院校实习生的麦克，在一次旁听对纳粹战犯的审判过程中，竟然发现一个熟悉的身影。虽然已经时隔8年，但麦克还是一眼便认出那就是消失了8年的汉娜。而这一次，她坐在了纳粹战犯审判法庭的被告席上，这个神秘女人的往事在案件的审理过程中逐渐清晰起来。而且，麦克发现了汉娜一个宁愿搭上性命也要隐藏的秘密——她选择了生命的尊严而放弃身体的自由，她宁愿被多判几年刑也不愿意承认自己不识字的真相。

在汉娜被关在监狱期间，麦克用录音的方式为她继续朗读书籍，汉娜也在监狱里学会了识字。遗憾的是，就在麦克准备接汉娜出狱的前夕，她选择了自杀，并委托麦克把她攒下的钱送给曾经受害者的家人。

（二）精彩看点

这是一部关于男性"恋母情结"方面的电影，麦克对汉娜的感情是贯穿于电影中爱与罪恶、秘密与救赎的主要脉络，他也在这个过程中从男孩变成了男人。

作为法律院校实习生的麦克，经历了一生之中最大的混乱和痛苦：他知道有关汉娜事情的真相，不忍心面对即将强加于汉娜身上不公平的判决，但是他又不确定是否要尊重汉娜的意愿，将她其实是文盲的秘密捍卫下去，更没勇气袒露他与汉娜的关系。他只能坐在那里与自己的内心交战，而面部表情痛苦得扭曲，他默默地看着这一切发生。而后，他试图在女同学的身上释放自己的能量，造成其婚姻最终潦草收场。

从心理分析的角度说，麦克在他当律师的职业生涯中没有得到成长，结婚和离婚的经历也没有使他成长；而当他努力成为一个好父亲，当他为狱中的汉娜录下一盘又一盘亲自朗读的声带时，当他面对幸存者的女儿有勇气坦陈他对汉娜的感情并努力完成她的遗愿时，他才终于显示出成熟男性应有的力量和深度。这就是说，沉溺于"母亲"的爱中的男性是不会成长的，而学会了爱的男性才有可能会得到成长。

理解"问题少年"

一、剧情回眸

康纳是一个 12 岁的小男孩，他的生活一团糟，早年父母离异，之后母亲病重，他不时被同学欺负，也没有朋友，经常一个人沉浸在自己的世界里，与父亲和外婆的关系都欠佳。康纳自从得知母亲生病化疗开始，他无法理解和接受母亲要离开的事实，经常做着同样内容的噩梦，梦中总是漆黑阴暗，他紧紧握着母亲的手，可是每次母亲都会从他手中滑落掉下悬崖，康纳备受噩梦的折磨。

有一天晚上，康纳发现他家对面墓地上的树突然变成了树人，出现在自己的面前，树人表示是康纳唤醒了他，他会给康纳讲述三个故事，然后，第四个故事由康纳来讲。

第二天，康纳和外婆因为母亲的事发生了争执，外婆希望带走他，而康纳只想与母亲在一起。夜晚来临时，康纳等来了树人，他表示自己今天来见他的目的是希望他能帮他赶走外婆。怪物说："你以为，我能帮你打败敌人、屠杀恶龙。我要告诉你我是如何打败我的敌人，如何屠杀恶龙，告诉你我破土而出的事，告诉你如何打败一个恶毒的皇后，如何让她消失不见。"于是，第一个故事开始了，在世人关于王子的说辞中，继母王后为了巩固政权，想要与王子结婚并杀害王子的爱人，最后人民协助王子起义胜利，继母王后消失，王子长久地统治着他的国家。但其实王子的爱人是王子杀的，继母王后是被陷害的。康纳不明白了，为什么要跟他讲这个故事？

又一个晚上，康纳回到家，难以抑制内心的痛苦，将外婆叮嘱其不能弄坏的钟表弄坏了。这时，怪物再次出现，讲述了第二个故事。在一个小镇上，有一个药师，他采集了很多种植物制成药物，用来治病救人，他也能从中牟利。后来镇上有一个年轻的牧师向人们宣讲药师的无理及盈利行为，导致药师的生意越来越差。药师希望砍掉紫杉树以获取药材，却被牧师拒绝了。后来牧师的两个女儿患上了难治的疾病，他跪在药师的面前求助。药师问他是否愿意放弃所有，牧师表示可以，并表示愿意帮他砍掉紫杉树。但药师最后却拒绝了。康纳对这个故事也不甚明白。等故事讲完，怪物问康纳接下来需要摧毁什么，在怪物的引导下，康纳动手破坏了家中的一切。

第三次，康纳在得知母亲的病情恶化后，请求怪物救救母亲。怪物表示等第三个故事讲完，康纳难以抓住母亲的噩梦就会成真，而且康纳应该准备讲他的故事了。第三个故事开始了，是一个隐形人的故事，所有人都无视他，但有一天，他决定不再隐形了，脱掉了伪装，出现在众人面前。当他发现众人都用异样的目光注视他时，他反而更孤单了。康纳对这个故事依然不甚明白。但是，康纳在学校被别人欺凌时却能反抗了，他将一直欺凌他的人打得住进了医院。

这时，康纳接到了母亲病重的消息。这一次，母亲不像以前总是喜欢用新疗法、新药来善意地欺骗康纳，而是说新的治疗方法已经不起作用了，康纳低头不语。康纳跑到了树下，唤醒了怪物，要求怪物治好他的母亲。"我不是来医治你母亲的，我是来治愈你的，你唤醒了我。"怪物说。"我不需要帮助，母亲才需要。"康纳跪倒在地上。

康纳说自己要出去找母亲，怪物却说只有你说出故事的真相，才可以出去。康纳发现自己又在噩梦里，他在悬崖边紧紧地抓着母亲的手，但母亲的手还是一点点从他的手中滑落。面对怪物的逼问，康纳终于说出了他的故事：我想结束这一切，我无法承受她要离开的事实。我想结束这一切，我松开了手，我任由她死去了。我应该受到惩罚，应该受到最重的惩罚。我早就知道她的病治不好了，可是她一直在安慰我，她好一点了，因为这是我所希望的，我相信她，但并没有真的相信。我多么希望这一切能结束，我不能，我不能承受失去她一切的孤独感。我松手了，本来可以再坚持一会。她就要死了，这都是我的错。怪物把康纳潜意识中的冲突说了出来，并鼓励康纳主动地去表达。

这时，康纳的外婆在树下找到了他，之后，他进入病房，奔向奄奄一息的母亲，终于抱着她说出："我不想让你走，不要离开我。"母亲对康纳说："一切我都明白。"

二、剧情解读

这是电影《当怪物来敲门》里的故事，改编自派崔克·奈斯的小说《恶魔的呼唤》。

该影片中的男孩康纳显得比一般孩子懂事、成熟，但又没有成长为一个男人。他的懂事表现在能自己吃饭、穿衣、照顾自己，去求外婆、求爸爸、求树人帮助妈妈。然而，"太懂事的孩子没有糖吃"，康纳就是这样的孩子，他不忍放手，却又深感无力，他在意识层面相信妈妈善意的谎言，坚信妈妈不会死，但在潜意识层面，却明白自己根本无力救回妈妈，并且准备放手。这种心理冲突是他噩梦的根源。从深度心理学角度说，康纳的"懂事"和

"成熟"只是一种心理防御而已。

当康纳的妈妈告诉他自己的不良预后,要求康纳看着自己的眼睛说话时,康纳却低下头沉默了,他不愿直视妈妈的眼睛。这时,康纳的妈妈说:"我很抱歉,康纳,就算你生气我也能理解。但是,康纳,有一天,如果你回忆起这件事,就会因自己的生气而自责,而你也无法向我倾诉了,你要明白这样做没关系。我理解你,因为就算你不开口,我也知道你想说什么。如果你想摔东西的话,就摔吧,我就在你身边。我多么希望能活一百年,给你一百年的陪伴。"这段话对打破康纳的心理防御,直视自己的内心非常有帮助。

在康纳有勇气说出自己内心深处的故事之后,怪物说:"你仅仅希望结束痛苦,结束你的痛苦,这是人类再普通不过的愿望,你既想又不想。"康纳很疑惑,怎么可能既想又不想呢?怪物说:"这不难理解,王子杀了人,但仍受人民爱戴;药师为什么脾气差却思想正确;隐形人为什么被人看到后却更孤单了。因为人类本来就是复杂的生物,你相信善意的谎言,也明白痛苦的事实,正是这些事实让谎言不可或缺。康纳,重要的不是你的想法,而是你的行动,像刚才一样,把真心话说出来。"

终于,康纳能够真正选择去面对内心所想的一切,真的去接纳"妈妈即将离开"的事实,在妈妈死前表达自己真实的情感。如果没有这么做,康纳的人生将很有可能会被这一情结困住,不管他生理上是多大年龄,但在心理上康纳永远不会成熟。

三、延伸与思考

(一)关于死亡的教育

这是一部很好的关于死亡教育的影片,尤其适合中国人观看和学习,不管你的年龄是多少岁。这是因为,在我们的传统文化中,关于死亡的教育是缺少的,甚至是否定的。

我接诊过一位56岁的男性来访者，他的父亲80岁了。有一次，父亲在病床上跟他说："儿子，我快不行了，以后你妈就拜托你照顾了。"这位来访者马上很生气地说："别乱说，你不会死，不要把包袱甩给我，而且我已经请了杭州的专家来会诊。"其实，他是让当地一位熟悉的医生假扮杭州的医生来探视。当医生下达病危通知并问他是放弃抢救还是积极抢救时，他回答要不惜一切代价积极抢救。遗憾的是，由于他的手机处于静音状态，半夜时没有接到医院的电话，他失去了与父亲临终见上最后一面的机会。而父亲在死前也不知道他因何而死。从心灵成长的角度说，这是多么遗憾的事。

在精神卫生科工作时，我们不时会遇到的咨询内容是：家里的长辈去世，是否应该让年幼的孩子知道或者允许其参加葬礼？我们提供的意见是：尽量用孩子能理解的方式让其知道，并用适合孩子的方式举行告别仪式，这样对孩子的成长有利。因为，就我们临床观察，许多孩子表面上对亲人的丧失表现出无所谓的态度，但在梦中会不断地表达"有所谓"，就像影片中的康纳做的噩梦一样。如果不及时处理，当事人可能会被留下的情结伤害一辈子。这种建议也适用于父母离异者，许多父母觉得孩子太小而不告诉他，他们假装还生活在一起，甚至在孩子面前假装亲密。然而，在我们精神卫生科接诊到的孩子有功能性躯体不适、厌学等问题的背后就是父母的关系问题导致的。

所以，如何处理包括死亡在内的分离问题、丧失问题，不管你是谁，请尽量真诚地去面对，然后举行合适的仪式，这样会减少后续的精神创伤。我曾经接诊过一位来访者，他是一位患有双相情感障碍的中年男子，他在上初中时，父亲喝农药自杀，在此之前的一周他与父亲怄过气，他一个星期没叫"爸爸"；在父亲去世之后，因为他与父亲的"生肖相冲"而被家人阻止，不能去送父亲最后一程。据他描述，他一直无法原谅自己，每到清明时更是难受。该男子先后服用过很长时间的情绪稳定剂，也做过几年的心理治疗，但依然无法释怀。直到今年的清明节，他给父亲写了一封信，举行了只属于他们父子间的告别仪式，才感觉轻松了一些。

在西方文化体系下，人们强调的是"向死而生"和"生命的意义"，他们对死亡的接受和处理比中国人来得坦然和成熟。例如，约翰·艾伦·李生前是加拿大某大学的教授。他自杀并非因为得了绝症，而是因为他的生命已经"够了"。他日益衰弱，他希望在自己还有自知力和自制力时安排好最后的日子。他卖了房子，暂租了一间公寓居住。他与儿子进行了深刻的讨论，签署了自杀文件，并与自己的朋友一一告别。然后，他自己结束了生命。

总之，从心理卫生的角度说，无论是对大人还是小孩，进行必要的死亡教育，让他们在日常生活中对死亡有所认识和准备，是绝对有必要的；如果是亲人患病，尤其是绝症，尽量别再彼此欺骗了。

（二）理解"问题少年"

从现代世俗的眼光看，该影片中的康纳是个十足的"问题少年"，妈妈都生重病了，他还不去体谅外婆的辛苦，在学校，不好好学习，让老师和家人操碎了心，居然还能把同学打得住进医院……如果让一个精神心理科医生去给他诊断，说不定还会诊断出抑郁焦虑障碍或者适应障碍之类的疾病。

其实，从我们临床心理治疗的经验来看，所谓的"问题孩子"，就是孩子对大人和社会提出问题之后，大人和社会没有进行解答而导致的。对影片中的康纳而言，无论是外婆、妈妈、老师、爸爸等大人如何跟他讲道理，他的状态和行为都无法得到改变。而怪物通过三个故事，就无意识地触动了他的内心，让他在情感层面认识并有勇气直面自己的问题，这样才有可能触发他的行为发生改变。

该影片中的怪物又是谁呢？他在半夜 12:07 准时出现，这时又恰恰是康纳睡觉的时间。怪物也会在康纳召唤时出现。从深度心理学的角度说，这个怪物是康纳内在的"另一个自己"，他能补偿意识层面的"自己"；也有可能是

"阴影父亲"替代现实中缺失的父亲。不管是哪个角色,他们都只能出现在梦中,或者无意识地发生作用。同样地,康纳经常沉浸在自己的世界中,上课时不断画画,像隐形人一样存在,其实这也是一种自我疗愈的行为。

我在精神卫生科门诊曾经遇到过一位青年,在阿姨的陪同下来咨询。据了解,该来访者原来是个"问题少年",曾经因到网吧玩游戏与父亲发生过多次冲突,有过两次离家出走的情形。近两年来,他把自己关在房间里,与电脑为伴,平时靠家人和亲戚给的钱生活。3个月前,他的父亲检查身体时发现有肿瘤,已经属于晚期,该来访者突然愿意出门了,在医院照顾父亲,还联系亲戚办理父亲的后事,在料理完后事又出去打工了。该来访者的这种转变让家人很纳闷,原来长辈们劝说以及看心理医生都无效,现在却像换了一个人。

因此,对于"问题少年"的疗愈不可过于积极,不要急着去改变他可能更有意义。正如精神分析学家奥托·兰克曾经提出的,"问题不在于是否能治愈,不在于是否能治疗,而在于是否应该给予治疗"。日本分析性心理学家河合隼雄更是尖锐地提出:"人格的变化,往往就是这样与死亡的主题有着密切关系。否则,人们甚至会在'帮助'某个孩子'变好起来'的善意之下,把孩子逼上了绝路。说得更透彻一点,在要求急剧而极端的改善这种愿望的背后,甚至可以说隐藏着希望对方死亡的潜意识。"这也是我经常在精神卫生科告诉那些为"问题孩子"操碎了心的家长要"冷处理"、先"接纳"的理由。下面再举村上春树《一九七三年的弹子球》中的案例来说明:

> 在神户的一家名为"Jay's"的酒吧里,有一台叫作"太空船"的三舵式弹珠机,而"我"在东京的一个电玩城里看到了与"太空船"同款的弹珠机,随后便沉迷其中不能自拔。为了玩弹珠,"我"不仅很少去上课,还将打工赚的大部分钱都花在了弹珠机上。为此,他在书中写道:

"她是无与伦比的，这款三舵式弹珠机……只有我能理解她，也只有她才能理解我。"然而，这种"蜜月期"并未维持多长时间，某天电玩城突然要被拆除，所有的游戏机都消失了，"我"也因此中止了玩弹珠。不过，"我"总感觉那台消失的弹珠机在呼唤自己，于是"我"不停地寻找同款弹珠机。后来，"我"通过一名西班牙语老师得知那台本应该处理掉的弹珠机被一个疯狂的玩家买走了。

随后"我"独自找到了那个玩家，在他家里看到了78台弹珠机，最终，"我"找到了那台令我魂牵梦绕的弹珠机。（书中描写"我"与弹珠机重逢时的情景有多达数页的对话，让人印象十分深刻。这里的对话并无他人介入，完全是主人公与物品灵魂的交流。对话以"我"的一声"嗨"开头，以弹珠机的回答结尾。）

"她"说："你最好还是走吧。"屋里的冷气的确很冷，"我"不自觉地发抖，随即踩灭了烟头。"谢谢你来看我"，"她"又说道。"我"说："我们可能就此永别了，你要保重啊，谢谢你，再见！"

随后，"我"便离开了这些弹珠机，走上楼梯并拉下了电闸。那台弹珠机如同坠入真空般一下子就没了声响，静静地进入了长眠。

最后补充一点，我有两个因患失眠、焦虑、强迫等症的求治者，都是在观看了电影《当怪物来敲门》后霍然而愈的，足见该部影片对处理"丧失"的问题具有借鉴的意义，不管观看者是孩子还是成年人。

四、同类影片推荐

寻梦环游记

（一）内容介绍

小男孩米格的家族曾经是个音乐世家，但不知为什么，米格的家却成了墨西哥唯一憎恨音乐的家庭。家里的其他人都习以为常，但米格酷爱音乐，甚至梦想成为像歌神德拉库斯一样的音乐家。

德拉库斯是墨西哥历史上受人爱戴的歌手，他不仅拥有一把世界上最酷的吉他，还会写歌，尤其是他的 Remember Me 深受米格喜欢，他还出演了很多电影。但不幸的是，1942 年，他在表演时被一口巨大的钟砸死了。人们为了纪念他，在他曾经表演过的广场上塑了他的雕像。

在亡灵节时，尽管祖母百般阻挠，米格还是偷偷地采取"特别"的办法去参加歌唱比赛，他还激动地告诉家人他想成为音乐家，他的这个想法可把家人们吓坏了。由于一场意外，米格受到了诅咒，与流浪狗丹丹一起"穿越"到了亡灵国度，在那里他遇见了家人。曾曾祖母帮助米格解除了诅咒，但要求他回到现实的家中。

由于米格对音乐的执念，他再次拿起墙上的吉他向屋外跑去，却再一次到了亡灵国度。这次曾曾祖母很生气，其他家人也不敢为他送祝福。在亡灵国度流浪的过程中，米格结识了埃克托，两人一起去冒险，最后被德拉库斯用计关进了地洞里。在困境中，米格知道了歌神德拉库斯与埃克托曾经是搭档，当年德拉库斯为了自己的利益害死了埃克托；当埃克托谈起自己的女儿时，米格知道他才是自己真正的曾曾祖父，还有歌曲 Remember Me，其实是埃克托创作的，并且是写给自己的女儿也就是米格的曾祖母的歌。

就在危急关头，丹丹找到了米格，与曾曾祖母一起把米格、埃克托从"臭水沟里"救了出来。由于米格的解释，曾曾祖母终于知道了当年的真相，他们从德拉库斯那里拿回了埃克托的照片。

一年后的亡灵节，米格抱着还是婴儿的妹妹指着灵坛上的照片说："他们不仅是一些老照片，还是我们的家人。我们要记住他们。"后来，人们对曾经的歌神德拉库斯的态度由爱戴变成了唾弃，开始对埃克托传颂、供养。

（二）精彩看点

这是一部非常好的关于死亡的教育片。小男孩米格最后了解到的"终极死亡"是：当活人世界没有人能够记得你的时候，你就会从这个世界消失。用存在主义心理治疗中的术语说就是："波动影响"是死亡恐惧的解药。

所谓"波动影响"，是指我们每个人，即使没有意识层面的目标或这方面的知识，也都能形成中心影响力，影响周围的人许多年甚至许多代。换句话说，我们对其他人的影响会再传递给更多的人，就像池塘中的涟漪一样，一圈又一圈地扩散，直到再也看不见，即便如此，在微小的分子层面，这些波依然在传递着。我们平常所说的"有什么样的父亲就有什么样的孩子""他的孩子跟他就像一个模子刻出来似的""从他的朋友中找寻他的身影"，其实就是"波动影响"。

因此，要想克服死亡恐惧，就尽量在有生之年，做些积极的、有意义的事。

第二章

男性青壮年期的人生主题

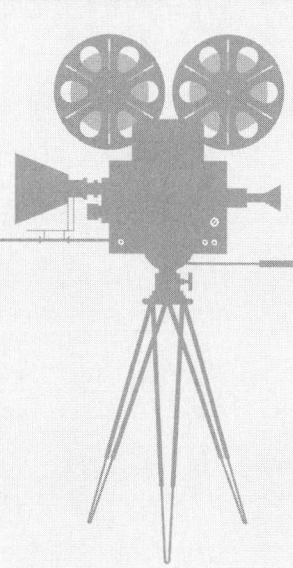

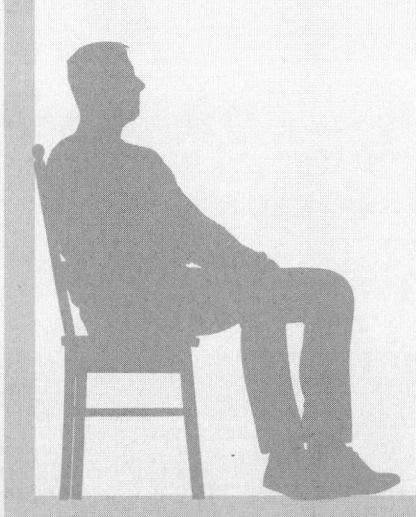

只有在发展了自我之后，自我超越才成为可能。

——肯·威尔伯

在精神分析理论创始人弗洛伊德提出的人格发展五个阶段中，最后一个阶段为生殖期，发生在12～20岁的青年期，此时期的个体开始有了两性生活的理想，有了婚姻家庭的意识。在心理学家埃里克森提出的"健康人八大良好品质的形成过程"中，忠诚的品质、爱的品质、关心的品质等的形成都与青壮年期有关。从通俗的角度说，男士们通常在青壮年期摆脱了少年期的困惑和迷茫，形成了独立的人格，确认了自己的努力方向，并逐渐在社会上站稳脚跟，建立自己的家庭。

本章通过对16部电影的解读，结合深度心理学理论和临床心理治疗的经验，对青壮年期的男性经常遇到的主题，如自我同一性问题、"父性"问题、情感问题、"男子气"问题、冒险问题、处理曾经的创伤问题等进行深入的剖析。

忠诚于内在的自己是"男子气"的一项标准

一、剧情回眸

查理是博德中学的高三学生，品学兼优。他家住得偏远，父亲已故，母亲和继父开了一家便利店，因家境不太好，他靠拿奖学金上学。

感恩节时，查理不准备回家了，他想借这个机会去打工，赚到机票的钱，以便可以回家过圣诞节。他找到了一份看护的工作，雇主是罗丝太太，她找人照顾她的舅舅范克，一位中校，已退役，双目失明，喜欢喝酒，脾气暴躁，说话只顾自己，容不得别人的意见。

感恩节前夕，查理和同学乔治无意中发现同学哈瑞、博德和吉米在对面的操场上搞小动作。第二天，学校的男舍监垂斯克在此地受到了侮辱，搞得一身狼狈。原来那天晚上，哈瑞三人就是在策划这个整人的事件。

垂斯克找来了查理和乔治，他从杭赛克太太那里得知他俩当时目击了事件，要求他们供出嫌犯。垂斯克对查理威逼利诱，请查理告诉他是谁干的，但查理说不知道。同学乔治告诉查理，不出卖朋友也不告诉父母，守口如瓶，不能抛下哥儿们。

感恩节那天，范克要查理陪他去纽约，查理有些胆战心惊地跟着范克上路了。在旅途中，范克依然是很放肆，不断地谈论女人、跑车和吹牛。查理充当范克的导盲犬，两人在高档的饭店享受美食、好酒之后，又去看望了范克的哥哥威利，但他们并不受欢迎。在离开时，范克跟哥哥威利告别，说自己一直是个烂人。

他们回到酒店后，查理看到范克在给枪装子弹，范克说他已经形同废人，为什么要浪费粮食，没有人愿意和他共度良宵，没有人在乎他把脑袋打开花。这时，查理告诉范克，他在乎，因为他有良知。范克却对良知嗤之以鼻。查理想要联系罗丝太太，但写着电话号码的纸条被范克抢去并吞进了肚子里。查理感到不安，同意再多陪范克一天，范克也交出了子弹。这时，范克也洞察到查理心情沉重，预感到查理会被同学和老师当替罪羊。

他们在酒店吃饭时，范克在给查理示范如何与漂亮女士交往；在车行里试车的过程中，范克又向查理示范了如何与成年男性打交道。回到酒店，查理觉察到范克要自杀，因为他还保留着一颗子弹，查理极力阻止，他们进行了一场紧张而激烈的对话，最终查理成功地让范克放弃了自杀的念头。

由于他们错过了回去的航班，范克安排了包车回去。查理确认范克不会有事，范克摸了摸查理的脸，他们开始告别。查理到了会场，发现乔治父子坐在台上，垂斯克开始发言。令人意外的是，范克由司机陪着来到了会场，他坐到查理边上，表示自己是代表查理的父母出席的。

不出范克所料，查理依然回答说自己看到一些人，但是不能讲是谁，而垂斯克的确准备拿查理当替罪羊，他建议生活委员会开除既隐瞒真相又撒谎的查理。这时，范克义正词严的强硬发言，促使查理不需为此事负责，学生们一片欢呼。

二、剧情解读

这是电影《闻香识女人》里的故事。

影片中的查理是一个品学兼优的好学生，但是因父亲早年去世，继父又是个"混球"，而且两人关系不好。由于缺乏榜样和认同，他对社会中所遇到的男人很容易产生非黑即白式的两极化认识。例如，他会天真地相信乔治的话，"不出卖朋友也不告诉父母，守口如瓶，不能抛下任何一个哥儿们"，也相信乔治的父亲可以帮他们解决问题。

没有父亲的男孩很容易表现出自卑和懦弱。在与范克开始交往的过程中，范克显然令查理感到战战兢兢和尴尬，查理不断地为此事向别人表示抱歉。不过，这段时间范克展现出来的情绪的确是一种"坏父亲"的形象。随着两人交往程度的加深，查理感受到范克不坏，只是痛苦和孤独，同时，也感受到范克的精明和能干，他愿意把自己的麻烦事暂搁一边陪伴范克，以防他出现意外。范克表面上看起来坏透顶，但在行动中一边展现给查理的是要随性，跟着感觉走，另一边又展现了正义与良知，他在旅程的后半段不断称呼查理为"儿子"。从某种程度上可以说，他们之间建立了真正父子间的"链接"，正如下面这段对话所示：

范克把枪指向查理：我要把你杀了，因为我不能忍受你去出卖原则。你伤害了我，我这一生，反抗任何人，所有事，只有这样，我才觉得自己重要。但你却为了你的原则而反抗，你很正直，我不晓得该打死你，还是收养你。

查理：你只是情绪低落。

范克：我是坏人，烂掉了。

查理：你不坏，只是痛苦而已。你搞砸了，又能怎样，人人都会犯错，你该勇往直前啊。

范克：我早就完了，我活在黑暗里。

查理：那放弃算了，尽管自暴自弃吧，我也要放弃了。你讲得对，我完了，我们都完了，没希望了。妈的就干吧，开枪吧，你这个瞎子。

范克：你不想死。

查理：你也不想。

范克：再给我一个理由。

查理：你跳探戈舞和开法拉利车帅极了。

范克（流泪）：你以前没看过吧？我该怎么做？

查理：烦心了就跳探戈。

范克：你要请我跳舞？

查理：你从没想过要翩然离去，心里渴望留下。

范克：你喜欢我的蓝制服（戴满徽章的军装）？

查理：很漂亮。

范克：我穿着它参加了詹森总统的就职典礼，当然，我们不是最重要的来宾，但他过来跟我们打招呼了。

这时，查理见机再次要求范克把枪放下。终于，范克放下了枪。

范克：你知道我前进的动力吗？我就是梦想有一天，能有个女人用双臂抱着我，双腿缠着我，早晨，我睁开眼睛，而她还在，她的味道，甜腻而温暖，这样我就死心了。

查理：我不明白这个梦想为什么不可能有，我们回新罕布尔以后，我来帮你物色一个，你长得这么帅，也很风趣，又是旅途良伴，你虽然敏感，便富有同情心。

范克（脸上有了真正的笑容）：你逗我吧。

此外，范克在博德中学生活会上铿锵有力的言辞也是如此，"男子气"十足：

……但是查理不出卖朋友，这场听证会简直就是胡闹，他不需要被贴上"博德人"的标志。这算什么，难道你们的座右铭是"孩子们，出卖朋友求自保，否则烧得你不见灰"？出纰漏时，有人跑、有人溜，查理面对烈火，那边的乔治躲进老爹的口袋里，结果你做了什么呢？你奖励乔治，摧折查理。我不知道谁念过博德？塔夫、伯恩、铁尔等等，他们的精神已死亡，根本没有。你在这里培育的是老鼠大队，卖友求荣，你正扼杀这所学府所坚持的精神，真是耻辱。你们今天给我看的是什么秀，唯一有格调的人，坐在我旁边。我可以告诉你，这个孩子的灵魂没有被污染，这是毋庸争辩的，有人要收买查理，但他不为利益所动。丑陋的灵魂是最可怕的，你以为你只是把这个好青年当成落水狗送回家了，你处死了他的灵魂。伤了这个男孩，你就是博德孬种。说什么"领袖的摇篮"，支杆断掉时，摇篮就垮了，它已经垮了。我不知道查理今天的缄默是对还是错，但我可以告诉你，他绝不会出卖别人，以求前程，这就叫正直，也叫勇气，那才是领袖的要件。如今我走到人生的十字路口，我知道哪条路是对的，但我从不走。为什么？因为妈的太苦了。而查理，他也走到了十字路口，他选择了对的路，充满原则，通往个性之道，让他继续他的行程吧！委员会，他的前程掌握在您的手中，而且绝对是有价值的前途，别毁了它，保护它，拥抱它，有一天，您会自傲的，我保证。

最后，查理因维护心中坚守的原则得到了掌声。从心理卫生的角度说，查理的"自我同一性"形成了，并且坚不可摧，换句话说，他会成为一个真正的男人。

三、延伸与思考

（一）"忠诚品质"的形成

所谓"忠诚品质"，著名心理学家埃里克森是这样定义的："使忠诚得到持久和保证的能力，尽管不可避免地存在价值体系中的各种矛盾。"这一品质主要形成于13～20岁（相当于弗洛依德的生殖期）。在这一阶段，男孩在懂得了他是谁、具有什么样的能力特征、也了解了自己所能担当的各种角色的基础上，开始思考所有已掌握的信息，包括自己和社会的信息，然后，为自己确定生活的策略。

如果在这个阶段，他们能做到这一点，就获得了"自我同一性"或"心理社会同一感"。这是"一种熟悉自身的感觉""一种知道自己将会怎样生活的感觉""一种从他信赖的人们中获得所期待的被认可的内在自信""一种不断增长的信念和一个人在过去经历中形成的恒常性和同一感（心理上的自我）"。简单地说，同一性就是一种意识到的独特感和方向感。

可以看出，该影片中的查理就是如此，他冒着上不了哈佛大学，甚至可能被开除的风险，选择不出卖朋友，忠诚于自己的内心，获得了"同一性"。

精神卫生科临床经验告诉我们，"自我同一性"对发展男孩的健康人格十分重要，同一性的形成，标志着儿童少年期的结束和成年期的开始。如果青少年男孩在这个阶段不能获得同一性，就会产生角色混乱或消极同一性。"角色混乱"是指个体不能正确地选择适应社会环境的角色；"消极同一性"是指个体会形成与社会要求相背离的同一性。这类个体不知道他们是谁，在选择生活角色上缺乏一致性和连贯性，对未来没有正确的信念而感到空虚、孤独和焦虑。作为对角色混乱的防御，男孩们可能会过度地认同小团体或群体里的英雄来建立他们的同一性，从而可能会暂时失去他们自己的个性。他们在这些混乱而职业方向不确定的阶段中，通过临时建立的一个小团体，在着装与言语上、观念上，以及在偶像和敌人上保持一致，帮助彼此排除这种不适感。心理学家弗洛姆把这种心理防御的方式称为"权威主义"。

如果男孩们这一阶段的危机得到积极解决，他们获得的是积极同一性，就会形成忠诚的品质；如果是消极同一性，就会形成不确定性。这类人在以后的生活中会继续显露出一些不成熟的特征，如不能忍耐、排他、冷酷对待"异类"、对英雄和偶像盲目认同或忠诚等等。下面这位来访者的情况，即是缺乏"自我同一性"的结果，他在信中写道：

> 包医生您好！我现在是一名大三学生，正在准备专升本考试，但是自从我准备考试以来，发现自己爆发出越来越多的负面情绪。现在自己无心学习，想学都没有办法学进去。我心里很着急，却毫无办法，就是心动身体却动不了，无法做到一心一意地进行复习。后来，我把这件事情和学校心理咨询中心的老师说了，她帮我梳理了一下原因，很有可能是与我上高中时的高考没有报名有关。
>
> 为什么高考没有报名呢？那时我上的是职业高中，虽然可以选择参加高职的招生考试或普通高考，但是我很想和普通高中的学生一样参加高考，因为我们当地教育局没有向职业高中开放普通高考的报名，我找到教育局，他们让我到一个有高中复读的学校报名，我去了后，学校的负责人说要交1000元的报名费，再加上省教育考试院的报名费，这是一笔不小的费用。父母不同意，我最终错过了报名的机会。
>
> 当时，我所在职高的班主任对此很不理解，觉得我参加普通高考是痴人说梦。此后，我又错过了两次考试报名的机会，最后，我参加了高

职的单独招生考试，被某个学校的养老专业录取，但我很不喜欢这个专业，主要是和我在职高时学习的计算机专业无关，所以我很不开心。

大一下半学期，我又出现了颓废状态，学不好又感觉心里空落落的。因为某件事情，我又得罪了同专业的女生。到了大二，班主任提醒我要专升本复习了，我当时不知道怎么回事，心里就像有一堵墙阻止我进行复习。后来，我与养老专业教研室的主任相处不愉快，他总是在课堂上拿一些话来攻击我，严重伤害了我的归属感。其间，我还参加了高考招生咨询会，试图用高考招生咨询会来带动自己进入专升本的复习中，可就是没有用。

到了大三，我还是没有办法投入学习中。现在，我在家会隔三差五发脾气，骂当年高考的报名点，骂老师没有给我一个安静的复习环境，虽然很着急却又学不进去，感觉身体和行为已经不受控制了……

有精神卫生科工作经验的人都知道，要想解决该男子缺乏"自我同一性"的痛苦，必须要经过几年的心理治疗，否则难以有成效。

（二）父亲的不良行为对培养孩子的男子气有害

该影片中的男舍监垂斯克似乎在学生中的印象比较糟糕，他势利、好面子、阴险、心口不一，为了达到目的不惜对学生们使用威逼利诱的手段。他在跟查理和乔治的交往中，这种印象表现得淋漓尽致：垂斯克以"积架"的形为代表本校卓越的成就但不能使学校的精神蒙羞为由，要在周一师生委员会审判此事，如果届时没有任何进展，就要开除查理和乔治。而后，垂斯克让乔治先离开，他告诉查理，他可以利用职务之便，推荐他进入哈佛大学读书，请查理告诉他是谁干的。查理说他不知道。垂斯克让查理考虑一下，过节后再给予其答复。

在学校召开的生活委员会会议上，跟我们的许多领导做报告类似，垂斯克振振有词地发言：

> 那不是单纯地涂鸦，而是我们社会的病态表征，并与博德的立校精神严重冲突。我们的学校被视为"国家领袖的摇篮"，但是，今天我们因受辱而蒙羞，既不尊重本校的价值观，也不尊重我们的标准，更不尊重博德的标准。为了护卫该传统，今天我们齐聚一堂，保卫它不受摧残……

接下来，垂斯克先问乔治涂鸦事件是谁干的，一开始乔治吞吞吐吐，说自己没看清；他的父亲与他窃窃私语；而后，在垂斯克追问时，他说自己猜测可能是哈瑞、博德和吉米。当垂斯克问查理时，查理说自己看到一些人，但是不能说出来。垂斯克说他不能处罚上述三位，因为证据不足；也不能处罚乔治，他是唯一能配称"博德人"者；他建议生活委员会开除既隐瞒真相又撒谎的查理……

如果我们对照一下我们的历史，类似垂斯克一样的"父亲们"是何其地多。曾经有个高中男生来到我的诊室，原因是他在学校会不断地与老师和领导抬杠，被认为是"问题学生"。我经过了解，该学生原来在初中的开始阶段，性格开朗、成绩也不错，不过就是贪玩一些，有时，还爱搞点恶作剧。当时，恰逢他所在学校的德育老师有一个省级课题在进行，课题内容是让学生三个人一组结伴（叫"三人行"），但三个学生之间要相互监督、检举。由于另两个同学相对"乖巧"，并且配合良好，而他就差一点，经常被老师找去"谈话"，甚至当成负面的典型。自此，他开始不读书了，真的与老师和领导抬上杠了，成绩也一落千丈。

不过，本影片中的范克先生以及后面影片《鼹鼠》中的齐格蒙特都起到了良好的父亲榜样的作用。

四、同类影片推荐

正 午

（一）内容介绍

在广袤的草原上，三名牛仔相约而至，他们一起又来到火车站，等候在正午到达的火车。可是，当他们途经海莱德小镇的时候，看到他们的居民无一不表现出惊讶、恐慌。原来他们是有名的地痞无赖。

"福兮祸所依"，刚在亲朋好友的见证下办完婚礼，然后递交了警徽结束五年任期的警长威尔，接到电报后得知五年前被他送入监狱的歹徒法兰克·米勒莫名地刑满释放了，正午要来镇上找他复仇。亲朋好友都希望他们夫妇赶快离开这个"是非之地"。但为了责任，威尔不顾新婚妻子艾米的劝阻，决心留下来迎战。

这个小镇对于威尔来说是"我的小镇"，他坚定地认为会有许多副警长做援手，对付那几个恶棍足矣。然而，让他万万没想到的是：小镇上的法官临阵脱逃，甚至告诉他残酷的现实，又特意强调了当年米勒的威胁——"你若不能把我问吊，我会回来的，我会杀了你，威尔。我发誓我会杀了你。"胆怯懦弱的居民宁愿在酒吧说笑也不愿当他的副警，甚至连过去的部下哈维，也因威尔没有举荐他继任而袖手旁观。

时间在一点一点地流逝，有些官员躲藏起来不愿见他。无奈的威尔来到教堂求助，然而，在这个人多的地方仍是意见不一致，甚至有人认为威尔目前不是警长，他与米勒之间属于私人恩怨。最终，虽然人们承认威尔的贡献，让小镇上的居民安居乐业，但为了小镇的发展，他们不希望有枪杀案，建议威尔尽快离开此地……

幸运的是，原本已踏上火车的艾米还是选择留下来帮助丈夫，最终威尔全歼敌手。然后，威尔没有理会簇拥上来的小镇居民，厌恶地把象征法律秩序维护者身份的警徽扔在地上，和妻子扬长而去。

（二）精彩看点

从存在主义哲学角度说，人生而孤独。出生时，我们是一个人来的。尽管我们睁开眼睛就能看到很多人在欢迎我们，但他们毕竟只是在外面等待，没有人陪伴我们一起穿过黑暗又危险的产道。死去的时候，我们也是一个人离去，或许葬礼上并不缺少热闹，但终究没有人陪我们一起走。在生命的旅程中，尽管许多时候我们的身边充满欢声笑语，但我们依然孤独。例如，在学龄期，我们需要为自己的功课负责，为处理和老师、同学的关系负责，为自己以后要研究的专业方向负责；在成年期，我们需要独自负责的东西更多，如爱情、家庭、事业等等。

本影片中威尔的遭遇正好是对这种孤独的注解。在遭受普通百姓抛弃之后，心凉的威尔本以为能在曾经崇拜的前辈、恩师那里看到希望，但仅存的希望之火苗也被浇灭了。前辈告诉他："如果你廉洁，就会终生贫困，结果是孤苦死在街头。为的是什么？一无所有。为了这颗星？"最后，连原本志愿当副警长的赫伯也退出了。幸运的是，威尔的妻子在离去之后又回来了，在危急时刻救了他一命。

成为本真的自己

一、剧情回眸

丹尼是伯克利大学的一名体操运动员，他长得帅气，父母很有钱。

有一天深夜，丹尼从噩梦中惊醒，他梦见自己在体操比赛中下肢炸裂，摔倒在地。不安的丹尼从床上起来，出去跑步透透气，他看到一家24小时营业的便利店，兼营加油、汽车维修等服务，并在此地遇见了一位有些蹊跷的老者，这位老者的两只鞋子略有不同，跟他梦里见到的一样，这位老者似乎还具有特异功能。

第二天晚上，丹尼仍然没有睡好，他主动骑车来到便利店找那位老者，并称他为苏格拉底。在他们的对话中，丹尼不断地展现自己的能力和幸福感，苏格拉底好像专挑丹尼的毛病似的，一针见血地把丹尼内心深处对虚无的恐惧揭露出来，这触碰到了丹尼的痛处并激怒了他，丹尼生气地离开了。

之后，丹尼因为女人与好友发生了冲突，他又在跟女人鬼混的时候出现了幻觉，他再次在深夜里去找苏格拉底。苏格拉底指出了丹尼有许多不良的习惯需要改变，而丹尼仍不以为然，并与苏格拉底争辩。当苏格拉底让他保持一个站桩姿势时，他显出耐心和耐力两方面的不足，肢体不断摇晃，最终从桌子上摔了下去。

不可否认，丹尼的确比较"优秀"，各门功课拿的全是A，他有很多铁哥们，他身体强壮，身边总有女人，在体操训练时也比较能吃苦，很受教练的赏识。同时，丹尼也有些自负，有一次，他向教练展示一套动作，摔了下来，丹尼认为自己能做到，但教练说世界上没有人能完成这个动作。有一次，队员凯尔在训练时受伤了，丹尼不仅不关心还与同伴争论谁的水平更高。

丹尼有时也意识到自己存在一定的问题，这正如苏格拉底反问的："既然很幸福，那你为什么失眠？"又有一次，丹尼来到苏格拉底处说，"有时候我不太喜欢自己""凯尔摔下来后，我的第一个念头是这对我有什么好处"。苏格拉底告诉他"假我非我"，以及在生活中正确使用杠杆原理的重要性。

次日，苏格拉底教丹尼如何扔掉脑子里的垃圾，全神贯注于此时、此地。在丹尼被苏格拉底冷不丁地推到桥下之后，尽管全身湿透了，但他体验了一回正念中的"停顿"能力。再回到训练基地，丹尼正念地冲了一个澡，之后，他在鞍马上的动作轻松自如，让大家感到震惊。

丹尼晚上兴奋地告诉苏格拉底，自己用了他白天教的诀窍，非常管用，

"当时简直帅呆了"，苏格拉底马上否认，说那不是诀窍，并告诉丹尼："你没有活在当下，你什么也没有学到，回家吧。"丹尼很是惊愕……

有一次，丹尼跟着苏格拉底到了训练场地，之后爬到屋梁上，看着下面的人，他感觉自己能听到下面的人说话的声音，但是那些人的嘴唇并没有动，他开始紧张，担心自己会发疯，让苏格拉底想想办法。而苏格拉底却回答说："有时候你得发疯才能变得理智。""如果你下定决心要做，你就先坚强起来，我带你去一个地方，有些东西要让你看一下，你需要力量，你要相信我。"从此，丹尼开始在加油站干活，洗马桶，也不再碰女人了。

由于丹尼对改变习惯的不适应，上述生活模式没能持续多久，他就对苏格拉底的教导产生怀疑，并回到了以前的生活状态。有一天早晨，丹尼被闹钟叫醒，由于太过匆忙，在路上发生了车祸，导致腿部出现严重的粉碎性骨折，他受到了致命的打击。

几经消沉之后的一个下雨天，丹尼再次来到加油站，从"心"开始接受苏格拉底的训练，并主动去训练场向朋友道歉……在一次爬山中，丹尼大喊"是旅程，旅程让我们感到快乐而不是目的地"，这时，苏格拉底会心地笑了。然后，他去训练场练习吊环，动作非常优美，教练也被丹尼的精彩表演震惊了，奥委会重新给了丹尼参加比赛选拔的资格。最后，丹尼和他的团队获得了他们的第一枚金牌……

二、剧情解读

这是电影《和平战士》里的故事。

在我们外人的眼中，影片中的丹尼先生貌似非常优秀，而且前途光明。在他的意识层面，也觉得自己很幸福：他老爸有大把的钞票，学习对他而言是小菜一碟，拿的成绩全是 A，他有很多铁哥们，身体又强壮，身边总有女人。而影片中的苏格拉底就像是一位心理治疗师或东方文化中的禅师，他反问丹尼:"你为什么失眠""你要好好想想,如果你没有进入奥林匹克国家队,你会做什么?"这些问话让曾经深埋在潜意识中的"无意义""孤独""虚无"等存在性主题浮现在丹尼的意识层面。这就是说,曾经的丹尼一直活在"假我"的状态中,外在的"我"与内在的"我"分裂了。

幸运的是,丹尼尽管对苏格拉底的话感到愤怒,但也部分地认同了苏格拉底的话,用心理卫生行业的话说,他开始与苏格拉底建立"心理咨询和治疗"的关系。用东方禅宗的话说,丹尼开始在苏格拉底那里修禅了。

苏格拉底首先要求丹尼明白的是:为什么要学习"内观"。他是这么说的:

> 我希望你不要从你的外部世界收集信息,而是从你的内心开始收集,人们都害怕自己的内心,而内心恰恰是他们唯一的归宿。你为什么睡不着?就是因为,可能是在深夜,万籁俱寂,你躺在床上,独自一人,可能你开始感到有点害怕,感到害怕是因为突然觉得万物变得如此的虚无。你要意识到的是,你想成为一个不只是跳起来抓吊环并熟练地表演一两个特技的人,而是想成为一个以超乎别人胆量的方式运用自己的思想及身体的人。

然后,苏格拉底向丹尼强调了正念训练中"停顿"和"旁观"能力的重要性。他告诉丹尼,人们不是他们所想的那样,可他们自己觉得是,这就给他们带来了各种悲伤。丹尼对此感到奇怪:"我不是我认为的那样?"苏格拉底说:"当然不是。大脑只是一个反射器官,对所有的事物会做出反应,每天往你脑子里注入成千上万的想法,这些想法中没有一个比你鼻尖上的一个雀斑更能反映你自己。"

为了让丹尼的"禅悟"更加彻底,苏格拉底重点对他进行了下面两项内容的训练:

（一）破我执

有一次，他们在路上碰到三个社会上的小混混，一开始丹尼以为苏格拉底会教训他们，可没想到的是，他却主动让丹尼拿出钱包，当混混走了之后还叫住他们，并把他俩身上所有的东西都主动给了他们。事后，丹尼紧张又生气地说："他们会杀了我俩，你本来可以把他们打个落花流水，但现在，我们有可能会被人当成暴露狂（因为外套都送给劫匪了），你觉得这样好玩是吗？"苏格拉底说："死亡并不可悲，可悲的是，大多数人根本就没有活过。"

（二）活在当下

丹尼总是觉得自己满足于现状，生活太随便、草率而感到害怕，他希望摆脱那些旧的东西。苏格拉底告诉丹尼，当你感到恐惧时，就拔出你的剑，把思想砍成碎片，尤其是那些悔恨和恐惧，还有那些存在于过去或未来的东西。他们进行了如下的对话：

丹尼：我想要那样做，我想我已经准备好了，把我的人生投入更崇高的意义中，你之前说服务他人是最有意义的事情，是吧，现在我要这么做了，请告诉我该怎么做，我会对你言听计从。

苏格拉底：我觉得你应该继续你的体操训练，勇士不会放弃他的所爱，并且能在他所做的事中找到爱。

丹尼：我的腿里有钢针，怎么练体操？

苏格拉底：勇士并不是要尽善尽美，也不是百战百胜，更不是要刀枪不入，他极其脆弱，那才是真正唯一的勇气。

丹尼：你觉得我能进行怎样的训练，我刚刚出了车祸。

苏格拉底：车祸就是你的训练，人生是个选择，你可以选择成为受害者，或者你想成为任何人，勇士主动，傻瓜被动。

丹尼：要是我做不到呢？

苏格拉底：那是以后的事，别管它。

丹尼：那我要怎样开始？

苏格拉底：从来就不存在开始或中止，只有过程和行动。

于是，丹尼重新恢复了训练，一开始他只能单腿游泳，练习吊环时，手臂一直在发抖，也抬不起腿，练完后就要冰敷。他跟一个女孩跑步，还是女孩跑得更快，但是丹尼在一天天地进步，逐渐地，他能双腿游泳，也能轻松练习吊环了，也能跑过女孩了，而且还能接住苏格拉底抛过来的扳手了。

丹尼回去跟教练说，他想参加奥运会选拔赛，但是教练已经跟奥委会说了，他不能参加比赛，丹尼知道后感到很沮丧，他跟苏格拉底进行了如下的对话：

苏格拉底：几乎所有的人都会有你这样的困境，如果你得不到你想要的，就会难受，甚至当你得到了你想要的，你还是会难受，因为你不能永远拥有。你不需要奥委会的那封信，或者是他来让你放弃吊环及所爱。金牌是你的占有欲，如果你拿到了，你就高兴。

丹尼打断苏格拉底：那是梦想，我不觉得梦想是件坏事。

苏格拉底：你不是屈服你的梦想，你屈服的是那件事，你从来不能控制，将来也不能控制，接受现实吧，你不能控制将要发生在你身上的事，就是你可能或者不可能参加奥运会，你可能或者不可能，你在任何方面都不是个例外。

丹尼：我本来要放弃这一切，但是你站在那里，告诉我说你想让我再次训练。

苏格拉底：我告诉你勇士做他所爱的事。

丹尼：那件事就是我所爱的事。

苏格拉底：追求金牌就是你所爱的事吗？生活在随时会掉下来的恐惧之中，那就是你所爱的吗？

丹尼：不，梦想着站在那里，获得胜利，做自己觉得天生要做的事情，我还没学会骑自行车之前就赖在蹦床上，因为我喜欢，因为那是我确定的、第一件我深爱的事，对不起，我以为我很坚强，但我不是，虽然我真的尝试过放弃这一切，但我做不到。

苏格拉底也沉默了。后来，苏格拉底邀请丹尼去爬山，他们一边走一边聊天，当苏格拉底捡起丹尼脚边的一块小石头并递给丹尼说这是要给他看的东西时，他很失望。他们进行了如下的对话：

苏格拉底：在整个上山的过程中，你很兴奋、很快乐的啊，你自己说，你就像个圣诞节早上的孩子。

丹尼：没错，那是因为过去的三个小时，我都等着看一个美妙的东西，可是在这里什么都没有，只有这块儿石头。

苏格拉底：我本应该在出发之前就告诉你，是吧，但是我想，我也不确定我们能找到什么，从来没有确定过，抱歉，你没有更多的快乐了。

说着，苏格拉底往回走，过了一会儿，丹尼突然大声喊道："是旅程，旅程让我们感到快乐而不是目的地。"至此，丹尼真正地彻悟了，可以说，他的心理治疗或者说参禅可以暂时告一段落了。

三、延伸与思考

（一）成为本真的自己

从我们世俗的角度看，影片中丹尼的事业在与苏格拉底交往之前非常成功。然而，从深度心理学角度看，丹尼处于"虚假自体"的状态；用禅学的术语说，丹尼活在"假我"之中，他的"我执"太重了。

这类个体大部分活在名利场中，有许多人还是社会"精英"和"成功人士"。经过心理分析可以发现，这类个体的外在面具和内在自性往往处于极度的分裂状态，各种亚人格之间并不兼容，得不到沟通。用我们的俗语说就是，"人活两张皮"。他们在白天与晚上、工作与休息时间及在职与退休时往往是判若两人。

洞山禅师曾经作过一首偈："切忌从他觅，迢迢与我疏。我今独自往，处处得逢渠。渠今正是我，我今不是渠。应须恁么会，方得契如如。"意思是说：真我不可向外求，越求越远；我今日独自行走，处处都能遇到水中的倒影。倒影正是我，但我已不是倒影了。必须这么体会，才能契合真如。是的，看着自己在水中的倒影或镜中影像，会让人意识到"虚实"的问题：我们有很多个"我"，有些"我"就像水中倒影般虚幻无常。我们应该有一个真实的"我"，生命的追寻必须能"契合"这个真实的"我"才算圆满。在分析性心理学中，这个真实的"我"就是自性。

我们认为，从通俗的角度看，"假我"与"真我"的区别主要在动机方面。"假我"的动机往往是利己的、自私的，是存在"我执"和"法执"的。有时尽管表面上看是"做善事"，但真正的动机往往是"非常阴暗"。这种情况在我们周围非常常见，那些"伪君子""做秀者"（满嘴仁义道德，一肚子男盗女娼）的表现均属"假我"所为，中国人的"人情观""面子观"也属"假我"。而"真我"的动机往往是从敬畏生命的角度、宇宙的角度、人类的角度出发，是慈悲的、利他的，是无"我执"和"法执"的。

该影片中的丹尼在苏格拉底的教导下，最终体悟到了如下真理：

（1）你最难爱上的那个人是最需要爱的人；

（2）知识和智慧不一样，智慧是行动；

(3) 死亡并不可怕，可怕的是大多数人都没有认真地活着；

(4) 对自己做的每件事情都心存感激，生活不要马马虎虎。也就是说，这时的丹尼才成为本真的自己了。

(二) 理解 "禅疗"

我在临床开展 "禅疗"（以正念、内观和存在主义治疗为核心）已经有 20 余年，并著有 "禅疗四部曲"，但很多人依然对 "禅疗" 表示怀疑和不理解，这时，我会推荐他们去观看电影《和平战士》。

在我看来，这部影片把禅学中的三法印（诸行无常、诸法无我、涅槃寂静）以及禅宗的 "活在当下" 的理念解释得淋漓尽致。在该影片中，苏格拉底训练丹尼的方法实质上就是正念治疗中的接纳、专注、停顿、旁观、爱等能力。下面再举几个例子说明：

在校园里，苏格拉底说："要全神贯注，事情都在发生。活在当下，不要沉溺于过去和未来，否则就错失当下。" 他帮助丹尼用全新的眼界看待校园，丹尼发现，人物是鲜活的，且色彩鲜艳，好像东西都跳了出来，争先恐后地扑过来。苏格拉底说："总是有事情在发生，每个时刻都是不平凡的时刻。"

有一次，苏格拉底和丹尼约好了去丹尼的学校教他如何扔掉脑子里的垃圾。结果是丹尼很着急，说他还要去训练，不耐烦地让苏格拉底快一点。突然，他被苏格拉底丢进了眼前的河里。等丹尼爬上来，愤怒地质问苏格拉底为什么要这么做，苏格拉底说我是在清空你的脑子，告诉我你刚才掉下去的时候在想什么。丹尼认为他什么也不知道，没有想任何事情。苏格拉底告诉丹尼，你刚才全身心地投入你的经历中，甚至还发话了（大声吼叫），这种全身心的大投入要花一辈子的时间去学习。丹尼问苏格拉底刚刚是用了什么功夫，因为他根本什么也没有看到。苏格拉底告诉丹尼："你当时没注意，甚至现在也没有，你的思想又被填满了，你遗漏了一切正在发生的事情。" 丹尼反驳说："现在什么都没有发生。" 就在这时，苏格拉底一下子抓住丹尼的肩膀，转动他的身体让他目光注视周围，他看到了很多事情正在发生，有人谈笑风生，有人和宠物狗玩，有人在阅读，有七星瓢虫在叶子上爬行，还有阳光。苏格拉底说："从来不可能没有事情发生，抛开杂念，因为那些杂念使你无法全神贯注于当下，如果你的心思真的在此时此地，你就会为自己的表现大吃一惊。"此后，丹尼在鞍马训练中真真切切地实践了一次，他说："当时我不担心发生了什么，可能发生什么或者能够发生什么，然后我就上去了，心无杂念，一切都很完美，以后我全听你的，不管你让我做什么，我都会照做，我不再去碰啤酒、女孩了。"

这时，苏格拉底太像个高明的禅师了，当弟子似悟非悟时，他马上打破丹尼的"妄念"，让他在加油站干"苦力"活。果不其然，丹尼并没有真悟。他在加油站干活的过程中缺乏正念，并对苏格拉底发起挑战，进行语言攻击。从此，他又开始向外寻求自己的快乐了。

丹尼在经历了车祸和手术之后，陷入了绝望中。由于之前在苏格拉底处，他学会了"内观""正念"等能力，所以已经能够自我整合了。有一次，他在梦中遇见了另一个"自己"，并与"他"进行了对话：

"他"：没有人能阻止我，走开！

丹尼：我不是来阻止你的。

"他"：你以为我不敢，我什么都不怕，连这个都不怕（在屋檐上翻跟斗），看看你，还挺留恋人世，害怕掉下去，下去吧，你一点儿都不想放弃一切，你已经失去了一切，那你还在坚持什么？

丹尼：是你，是吧？你就是要我放弃的那个人？

"他"：你知道自己在干什么吗？

丹尼：不知道。

"他"：知不知道，没有我，你是谁？

丹尼：不知道。

"他"：那你在做什么？

"他"拉着丹尼往下拽，丹尼拼了命不让"他"拽下去，后来"他"从高楼掉落，就在这时，丹尼惊醒了，原来是做了一个噩梦。这就是说，丹尼学会了正念和内观，具有了自我疗愈的能力。

此后，丹尼再次来到苏格拉底处进行心灵疗愈。苏格拉底向丹尼讲述了生命的两项要义：

（1）勇士的第一要义是虚无；

（2）凡事都有意义，这件事（指车祸）也不例外，是否要去寻找它的意义，由你自己决定，你的训练可以转移到一个新的领域了，在这个领域，你将从内心找到答案，那有辆老吉普车利茅斯，坐进去，直到你找到有价值的话要和我说。

这时，丹尼真正进入了"参禅"的状态。他坐在老古董车上苦思冥想，说了好多大道理，但苏格拉底就是置之不理。当丹尼说"从来不可能没有事情发生"及"从来都没有平凡的时刻"的时候，苏格拉底会心地笑了，他跟丹尼说"欢迎回来"。

这一次，丹尼真的悟了一回。两人高兴地一起去喝酒，苏格拉底对丹尼说："世上没有最好，你永远不会最好，同样地，你也永远不会比谁更差。习惯是个问题，你要做的就是对自己的选择尽责，并且为自己的行为负责，每个行为都有它的代价和乐趣，认识到这两方面，战士就会务实且对自己的行为负责。"是啊，就像苏格拉底所说，我在心理治疗过程中也会告诉每一个来访者，我对健康的定义以及心理治疗的目标——为自己的生活做选择，并心甘情愿地为选择负责。

四、同类影片推荐

三个白痴

（一）内容介绍

兰彻、查图尔、法涵、兰俱，这四个男孩是印度一所皇家工程学院的学生。兰彻是个与众不同的学生，每个环节他都敢突破常规。开学时，当所有的新生被学长要求献礼时，他拒绝了。当学长无礼地在他寝室门口撒尿时，他临时做了一个导电装置，当尿液与导电装置接触时，使学长痛得倒在地上。在学校打杂的毫米上不起学，兰彻给了他一些钱说，上学不必交学费，只需要一件校服，找个学校，买身校服，溜进教室，如果你被发现的话就换身校服再挑所学校。每天早上大家争着洗澡，而他则是哪里有水就在哪里洗澡，比如操场。

他热衷于机械，一看到机器就想拆开来研究。听机械课时，兰彻听得微笑，老师问他笑什么，他说学工程学是他童年的梦想，能在这里很开心，所以笑。老师叫他给机械装置下个定义，他说能省力的东西就是机械装置，任何能简化工作或节约时间的就是机械装置，然后举了一些实例。老师骂他是蠢货。查图尔按照书本上的描述，把定义一字不差地背了出来。老师满意地笑了。兰彻跟老师说，他刚刚用简单的语言表达了同样的意思，每个人都要明白其含义，不能做死记硬背的书呆子。老师反讥他自以为比教科书聪明，如果想要成绩及格，最好写科教书上给的定义。他经常因此事被老师们赶出教室，然后他再溜进别的教室。

查图尔读书很用功，考试前服用"补脑"的保健品，但成绩总是屈居于兰彻，兰彻告诉他要会理解并享受科学的奥秘，查图尔却说："我来这里不是为了享受科学的奥秘，我的方法总有一天会让我成功。"兰彻说："你又选错题了，不要追逐成功，当一个好的工程师，你自然就会成功。"查图尔回答：

"这些想法在现实世界里不管用。"

法涵是个贫困人家的孩子,他来这里上学的目的就是等将来有钱了,给爸爸治病、让妈妈过上好日子、让姐姐有出嫁的嫁妆,但因压力太大,使得他胆小而谨慎,学习成绩在班级里一直垫底。兰俱喜欢给野外动物摄影,但他惧怕父亲的权威,选择了不喜欢的工程专业,学习成绩在班级里也是倒数。兰彻在"追求卓越,成功就会意外降临""过你想过的人生,做你自己""不要为明天而焦虑,要享受现在"等理念的影响下生活;法涵在经历一次自杀后,摆脱了恐惧;兰俱毅然决定退学,并说服父亲,投身于他挚爱的摄影事业之中。

10年后,他们再次相聚,查图尔以为兰彻只是一名教师,他说:"我们的火车一起出发,可你的往回开,从工程师开到小学,你还想要改变教育体制,改变世界!"之后,他让兰彻签失败宣言。但他做梦也没想到,兰彻就是他要签约的科学家旺度先生,这时,他彻底服输了。

(二)精彩看点

看完影片《三个白痴》之后,除了有自杀、贫穷、疾病、恶性竞争等主题外,我印象最深的是兰彻的"自性化"之路,这或许是心理医生的职业病了。

"自性化"是分析性心理学的核心,是心理治疗的终极方向,也是很多人终其一生试图追寻的目标,它不是具体的、静止不动的一种状态,而是一个不断前行的过程;是个人最终成为他自己,成为一种整合性的、不可分割的,但又不同于他人发展的过程;是一个整合内在生活与外在生活的过程。荣格先生曾经把"自性化"的特征概括为以下三方面:

(1)自性化过程的目的是人格的完善和发展;

(2)自性化接受和包含与集体的关系,它不是在一种孤立状态下发生的;

(3)自性化包含着与社会规范的某种程度的对立,社会规范并不是绝对有效的。

该影片告诉我们,兰彻早年父母双亡,他10岁就成了孤儿,又名叫旺度，在老板家打零工，幼年时，穿着不知从哪里弄来的校服混迹于学校蹭课，之后顶着老板家公子的名字上学，考上了印度最好的工科院校，其目的是为老板家公子拿到学位，之后他必须离开。当其他人在为文凭、为好工作、为房子和车子、为漂亮的妻子忍受高压苦读时，而兰彻只是为了求知、为了自己的兴趣、为了成为自己而专注。在他广袤而浩瀚的精神宇宙里，名誉与物质只不过是过眼云烟，唯有自己的真心才是值得追求的。因此，当他说"追求兴趣、成功就会来敲门"时，这不是一个富二代在酒足饭饱后的信口开河；当他鼓励朋友战胜恐惧、追求梦想时，也不是一个高高在上的领导"站着说话不腰疼"般的不负责任的鼓励。兰彻具有一种强大的内在力量，在苦难中常怀悲悯之心，成就自己，也成就身边的人。这种生活模式切合了荣格的描述——自性化并不与世隔绝，而是聚世界于己身。

该影片值得在"中国式"教育下的学子和家长们观看。

上帝只帮助那些能够自救的人

一、剧情回眸

文生是一名努力对抗命运的男青年，他是父母爱情的结晶，但在出生后的几分钟，护士通过检验他的血液告知他的父母：孩子以后患精神病的概率是60%、躁郁症的概率是42%、注意力不集中的概率是89%、心脏病的概率是99%、早衰的概率偏高且寿命预估是30.2岁。他的父母还没来得及喜悦，就陷入了重重的担忧之中。

文生小时候就显得"体弱多病"，每次碰破膝盖或流鼻涕都像是在验证那个出生报告的预言，父母会很紧张地视之为攸关人命的大事。他的身体状况（确切地说是他的基因检测报告）决定了他不能被保险公司接受投保，这使其父母准备要怀下一个孩子时，选择筛选基因。

弟弟出生了，起名为安东，他长高的速度比哥哥快多了，很快就已经超过了哥哥，弟弟几乎什么都比哥哥强，他成了父母关注和偏爱的对象。文生心里很清楚，如果他想出人头地的话就必须付出更多的代价。文生和弟弟经常玩"比胆量"的游戏，比谁能在大海里游得更远，看谁先害怕、先回头，安东总是更强，他似乎也没理由失败。在游泳比赛后，他们会在海滩上摆星星玩，也许是文生太爱行星了，他越来越不喜欢他所在的这颗行星，打从他有记忆以来，就一直幻想着遨游星际。对于文生的梦想，妈妈会说："你必须实际一点，你的心脏太脆弱。"爸爸会说："你能看到宇宙飞船内部的唯一机会就是去当清洁工。"

改变文生想法的一次经历发生了，那是在一次游泳比赛中，也是他们这辈子唯一的一次，弟弟没有他想的那样强，而文生也不是那么弱，他超过了安东，并救了安东游回岸上。那一刻，文生相信其他事情也有可能成功。

此后，文生从全家人的合影中撕去了自己的头像，离家到处奔走混饭吃，他大概清扫过州里一半以上的厕所，当然他被归入一个不再以社会地位和肤色来区分的新下层阶级，因为基因不好，他受到了科学的歧视。

有一天，他们的清洁队来到了一家名为盖特卡的航空公司，在这里，他看到了升空的飞船，充满了向往。之后，他努力学习天体航空学，能够把厚厚的航空学教材全背下来，还努力进行体能训练。但现实是，如果你没有验血结果，考再好也没用。文生想到了采取非正常手段，他找到了一个售卖基因身份的商人，商人给文生介绍了一个基因非常好的人，他叫杰隆，是一名游泳健将，智商非常高、视力很好、有如牛一样强壮的心脏，但是他因下肢瘫痪，不能行走，所以生活萎靡，抽烟酗酒，精神不好。

从此，杰隆的身体特征（包括身份、面容、发型、身高、尿液等等）和文生的智慧组合成了新的杰隆，而真杰隆改名为尤金。由于文生的优秀，升迁得很快。他成了首席宇航员,马上要执行为期一年的提坦载人任务,这是一个人人称美的任务。

后来,有一名任务督导差点识破文生的身份,但有一天,他"离奇"死亡了,然而,他死后对文生的威胁更甚于生前……或许是上帝眷顾不向命运低头的人,最后文生升空了,杰隆看着文生升空后,他戴上了自己以之为耻的游泳比赛银牌。

二、剧情解读

这是电影《千钧一发》里的故事。

影片中的男青年文生,由于身体素质的先天缺陷,自幼不被父母看好,在成长过程中也处处遇到麻烦。有些了解文生底细的人往往带着怜悯来"帮助"他,这令他非常生气。例如,在调查那名任务督导死因的过程中,安东是该案子的主要负责人,他在知道文生就是嫌疑人时,他们进行了以下对话。

安东:我有权力来这里,你就没有。
文生:我没有杀人,你失望了吧?
安东:你犯了诈欺罪,我可以帮你。
文生:我不需你来帮我,不需要你来教我,你倒是有一次需要我救你。你知道我为了今天付出多大的代价吗?

的确,文生是拒绝认命的人,他为了"搭便车""基因盗用者"付出了很大的代价。在"变成"杰隆之前,文生需要整形,包括戴上有颜色的隐形眼镜、整理口腔和头发、拉长身高、改为用右手等等。等他"变成"杰隆之后,他又要经常带着杰隆的尿液袋去盖特卡公司上班,他要负责付"尤金"的房租,让"尤金"过上已经习惯的豪华生活。文生每天要尽量除去脱皮、指甲屑和毛发,尽量隐瞒"合格"世界里"不合格"的自己。在办公室,他要每天吸去键盘里的毛发，撒上真杰隆的毛发，在抽屉里的梳子上缠上一根真杰隆的头发。用文生的话说就是：自己是"子宫儿""自然生产""瑕疵人"，到处受到歧视；"尤金"是"试管儿""人造人"，他受到的是另一种负担之苦，也就是"必须完美"的负担。

可以说，文生长期背负着意识中的"自卑"。那么，到底是什么在支撑文生的追求呢？我们可以用无意识中的"能量"或者影片《星球大战》中的"原力"来比喻。例如，在兄弟俩再次进行游泳比赛时，安东觉得游得太远了，想停下来，可是文生还想继续往前游，超过了安东。安东问："这一切你是怎么做到的？"文生回答："我从不为游回去保存体力。"后来安东体力不支，文生抱着安东返回。用存在主义心理治疗的话说就是，"人是向死的存在"，在死亡面前，我们需要适当地冒险，活出生命的深度。从生物学的角度说，既然基因在出生时就已经决定了我们的寿命，那么就让自己的生活丰富一些吧！

庆幸的是，尽管文生在原生家庭里没有得到足够的支持，但在冒险的旅程中，有杰隆、艾琳、拉玛等人对他的帮助起到了很好的补偿作用。例如，当文生拔下头发给艾琳去检测时，艾琳把头发弄丢了，就如之前文生丢了艾琳的头发一样，他们的内心已经摆脱了基因的束缚。要升空前，杰隆准备了足够文生用两辈子的血液和尿液样本。文生说："我要去的地方用不着这些样本。"杰隆说："你回来可能要用。"文生感谢杰隆，杰隆却说："我的收获更多，我只是把身份借给你而已，而你却让我分享了你的梦想。"在升空进舱前，他们没想到的是还要再做一次尿检，文生以为自己没戏了，这时，拉玛却说："我很崇拜你们，很想进入这家公司，但是，我天生有个缺陷，但谁晓得我会闯出什么名堂。"检测的结果自然是不合格，但出乎意料的是，拉玛把结果改成了合格。拉玛还说："提醒你一下，右撇子不会用左手抓那的（小便时），细节也很重要，你要误了你的航班了，文生。"文生到现在才发现检测员拉玛一直知道自己在假冒。

这些经历让文生体验到了被爱的温暖，他在心中想着："虽然我从来不属于这个世界，但我必须承认，此时，突然有点舍不得离开了，当然，人家说我们身体中的每个原子也曾是星星的一部分，也许我并没有离开，或许我只是回家而已。"

三、延伸与思考

（一）上帝只帮助那些能够自救的人

很明显，影片中的文生和杰隆都曾经处于极度的自卑中，但他们也都感到过自豪。用心理学家阿德勒的话说，文生和杰隆都超越了原来的自卑。许多成功人士也是如此，为克服自己生理上的缺陷或心理上的自卑而发展自己其他方面的优势，这样，自卑感就成了他们成功的动力，为他们超越自我的"涡轮"增压。心理学观察表明，"生理缺陷"越大的人，他们的自卑感也越强，寻求补偿的愿望就越大，成就大业的本钱就越多。

例如，解放黑奴的美国总统林肯，不仅是私生子，出生卑贱，而且面貌丑陋，言谈举止又缺乏风度，他对自己的这些缺陷十分敏感。为了补偿这些缺陷，他力求从教育方面汲取力量，拼命自修知识以克服早期的贫乏和孤陋寡闻。他曾在烛光、灯光、水光前读书，尽管双眼眶越陷越深，但知识的营养却对自身的缺陷给予全面补偿。他最终摆脱了自卑，并成为有杰出贡献的美国总统。

心理学家阿德勒先生也是如此，他在家排行老二，他的大哥既高又帅，日后还成了一名富有的商人。与身材魁梧、长相英俊的哥哥相比，阿德勒像是来自另一个国度：矮小的身材，又圆又大的脑袋，再加上厚实的额头和宽大的嘴巴，使得他完全活在了哥哥的阴影之下。阿德勒从小就体弱多病，他所患的疾病和不幸的遭遇，让他感到生活困难重重。因为他患有佝偻病，直到4岁才学会走路。而这一年弟弟的夭折，又给阿德勒幼小的心灵蒙上了一层阴影。5岁那年，他经历了一场磨难。在一个寒冷的冬日，有个大男孩带他去滑冰，结果那个男孩越滑越远，不见了人影。而他站在冰面上，冻得瑟瑟发抖，后来自己跌跌撞撞地走回了家。这次事件使得阿德勒染上了肺炎，医生认为已经救治无望，但他幸运地从死神手中逃脱了。

人道主义者威特·波库指出，在每个人的内心深处都有一种灵性，凭借这一灵性，人们得以完成许多丰功伟业。这种灵性是潜在于每个人内心深处的一股力量，即维持个性，对抗外来侵犯的力量。它就是人的"尊严"和"人格"。人们为了维护自己的尊严和人格，就要求自己克服自卑，战胜自我。因此，令人难堪的各种因素往往可以成为发展自己的跳板。一个人的真正价值取决于能否从自我设置的陷阱里超越出来，而真正能够解救我们的，只有我们自己，即"上帝只帮助那些能够自救的人"。

（二）如何对待既定的命运

从生物医学的角度说，人身上的许多生理和病理特点是由基因决定的，正如影片中的工作人员告诉文生的父母：你们可以选择孩子的性别、眼睛、头发、皮肤的颜色，可以除去潜在的不利因子，比如，早秃和近视、酗酒和易成瘾性、暴力倾向、肥胖等。当文生父母表达只是希望排除疾病，其他保留一些东西，任其自由发展时，工作人员说，希望两位的孩子生下来就是最好的。

这就是说，人的一生是由命运决定的。在西方文化语境中，命运是由上帝决定的；在传统中国文化语境中，命运是由"天""祖宗"之类的决定。东西方文化不同的是，既然命运是既定的，西方人强调对抗，而中国人强调顺从。表现在如何对待健康方面，西方人强调"向死而生"和冒险，在有生之年活出精彩，而中国人更倾向长寿和养生。

我们无法说明哪一种方式更好。如果从存在主义心理学角度说，命运就是"存在性困境"。用存在主义心理治疗家欧文·亚隆的话说就是，"如果我们专心思考我们活着（即我们在世界上存在）这个事实，并且尽量把那些让人分心的、琐屑的事物置于一边，尝试去认真考虑导致焦虑的真正根源，我们便开始触及某些基本主题：死亡、无意义、孤独和自由"。

对于这些"存在性困境"，有人从各种幸福哲学、养生书籍和大师处寻求慰藉，希望借此应对"人固有一死"的恐惧；有人从追求物质财富、权力和时尚中确立自己的"存在感"，希望借此逃避生命本身的"无意义"；有人靠不停地忙碌、工作、趋同、应酬来充实生活，希望借此来逃避内心的"孤独"和"存在性自由"；有人不断地用药物控制自己的焦虑、抑郁、失眠等心理痛苦及各种躯体不适，借此来麻痹自己的躯体与心灵的感受，使自己免受直面"存在性"困境的痛苦……

然而，精神卫生科的临床经验告诉我们，这些方法似乎是无效的，正如我在《做自己的旁观者》这本书的封面上所写：生命是一场冒险的旅行，无论是专注于出人头地、拼命地积累物质财富、忙于消费和娱乐，或者是忙于养生保健，我们都逃避不了死亡、无意义、孤独、自由和限制等基本的生命主题。

怎么办呢？从分析性心理学的角度说，在生命的前半段，我们需要去追求、适当地冒险，努力实现自我；在中年以后，我们需要去和解和回归。许多伟大人物的一生往往遵从这一发展规律。

例如，数学家、哲学家怀特海就是个极好的例子。像其他青少年一样，怀特海在青春期时对宗教问题怀有极大的兴趣并为之奋斗了许多年。然而，在他上大学时，放弃了对宗教的追求并且成为一名数学家。他的数学研究的顶点是与伯特兰·罗素合著的《数学原理》，在这本书中，他们根据几个基本的逻辑原理就导出了全部的算术和代数。他们的巨著至今仍然被看作是严密的、理性的科学思考典范。经过漫长而又杰出的职业生涯，怀特海从他在英国的学术岗位上退休后，反而开始了他的几乎有着神秘主义倾向的玄学文章的写作。其结果是，怀特海在晚年有关神学的研究，对当代思想有着持久的影响，而且，这种影响已经超出了他早期的数学专著。

怀特海并不是一个特例，从牛顿到爱因斯坦，这些伟大的科学家在晚年都热衷于他们在青年时期暂时放下的精神追求。许多作家和艺术家也表现出类似的发展过程。例如，托尔斯泰在他的前半生作为一名军官献身于对世俗的追求，之后成为举世公认的著名作家。尽管他获得了很大的成功，但在他50岁时，经历了一场严重的个人危机，使他陷入了对生活感到毫无意义的绝望中。后来，他献身于对宗教的追求，达到了神秘化的程度。

四、同类影片推荐

潜水钟与蝴蝶

（一）内容介绍

鲍比先生是著名的时尚杂志社的总编辑，他的生活充满了精彩，然而，在他40多岁的大好年华，却因突发脑血管疾病而陷入昏迷。等他醒过来时，已经是近三周之后，他全身瘫痪，不能说话，只有双眼的眼皮还能有反应，唯一能做出的回应就只有眨眼睛。

神经科的医生在给他做完检查后，告知他病情，并表示基于目前的技术，他能够延续生命。祸不单行的是，医生在一次检查时发现鲍比的右眼有角膜溃疡，于是将其缝合，这时，只剩下一只左眼，与他人交流只通过眨眼的形式表达"是"与"不是"。

陪护人将他从病房推到医院的阳台上，透过走廊玻璃的反光，他发现自己像是刚从福尔马林中出来。前妻来医院看望他，问他是否希望她带孩子们来见他，鲍比想到自己的模样，毫不犹豫地拒绝了。鲍比想到了自己的父亲和孩子，开始反思他们之间糟糕的相处，"我再也不会有机会去弥补了，永远"。

在康复训练的过程中，鲍比向言语治疗师说的第一句话是"我要死"。在训练了一段时间后，鲍比向言语治疗师说了第二句话"谢谢你"。

此后，鲍比联系了他以前在出版社的朋友，表示想出一本书。出版社为他安排了一个编辑，于是鲍比开始了写作。在一次康复治疗中，为了赶走在鼻子上的苍蝇，鲍比移动了一下他的头，身体治疗师看到后为此很开心。

最后，鲍比完成了小说《潜水钟与蝴蝶》的撰写，在小说发行后的第十天，他像个水手看着海岸渐渐远离，就像过往的记忆一样逐渐模糊，最后灰烬湮没……

（二）精彩看点

这是一个根据真实故事改编的电影，对其解读有很多说法，如"幸福""毅力"等角度的读后感比较多。我是个心理科医生，更关注的是鲍比态度的转变，其中让我印象深刻的是朋友和家人的理解，而不是盲目的鼓励。

例如，鲍比的朋友过来看他，该朋友曾经作为人质被扣押在一个黑暗、狭小的地窖里待了四年零四个月，他对鲍比的遭遇深有同感，他对鲍比说道："我曾熟悉很多葡萄酒的种类，我一一列举，那就是我保持理智的方式。在大多数时候，我常常陷入绝望、愤怒、自杀的境地，最糟糕的就是等待，但是我坚持下来了，我坚持了自己的本性。"对鲍比来说，这一席话表明这个朋友是真的理解了他，而且他的建议或许值得借鉴。于是，鲍比在度过绝望期之后，对自己说："我已决定不再辜负自己，除了眼睛外，还有两件事物没有瘫痪，我的思想及我的记忆。我的思想与记忆是我摆脱自身潜水钟的唯一途径。"

同样地，鲍比在编辑的帮助下拨通了父亲的电话，父亲说："我坐在宽敞的窗户旁，我很想你。"在听到编辑口述的"我也很想你"后，父亲忍不住哽咽："每件事都在我心里流淌，我都记得，我给你一个礼物，是个惊喜。我有个想法，我们都是一样的，我在这个公寓进出不得，我不能上下楼。我们都有闭锁的状况，你困在你的身体里，而我困在我的公寓里。"父亲哽咽着难以再出声，而鲍比通过眨眼由编辑口述安慰道："别哭。"

从心理卫生的角度来说,这种交流比强装欢颜及用善意的谎言欺骗更能使处在绝望中的人有勇气活下去。

把生活过出诗意

一、剧情回眸

帕特森先生是帕特森市的一名公交车司机,他是一名退伍军人,生活简单而有规律。早上,他总是在6点多自然醒来,听女友说昨晚做的梦,吃完早餐后,提着女友给他准备好的便当走路去上班,女友每天都给他做不一样的精致的便当。车站的工作人员唐尼每天都会向帕特森抱怨他的各种不如意。开车时,他会听听各类乘客的交谈,看看窗外的各种情形。他没有手机,但常随身携带一个笔记本和一支笔,在空闲的时间他会写诗。晚上,他会去一家酒吧坐坐,与老板道格聊聊天,顺便遛一下女友养的狗马文。帕特森的女友会在周六轮到摊位时去农贸市场卖纸杯蛋糕,她也会自己做窗帘,在各种家具上画上漂亮的画,她做的美食也很特别。他们的经济并不宽裕,房子也比较小,回家后,帕特森总是在地下室里写诗,两人相互尊重和欣赏,快乐地生活着。

女友常常赞美帕特森是个伟大的诗人,建议他把那些漂亮的诗歌发表出来,跟全世界分享。帕特森终于答应要在周末去印诗。女友向帕特森表达了她想学音乐并想买吉他的想法,尽管费用略高,但帕特森还是答应她了。

帕特森在酒吧经常遇到玛丽和埃弗雷特,虽然两人已分手,但埃弗雷特把玛丽看成最重要的人,他不能没有她,而且一直缠着玛丽。有一次,他甚至拿枪威胁玛丽要自杀,帕特森扑过去把枪给打掉了,结果发现是玩具枪。在一次遛狗时,帕特森遇到一个在洗衣房创作歌曲的人,帕特森很欣赏他,并给予祝福。有一天，在下班的路上，帕特森遇到一个小姑娘独自坐在路边，他就问她是否需要帮助，原来她在等她的妈妈和姐姐，两人就聊了起来，他发现小姑娘也喜欢写诗，他就听小姑娘念她写的诗，并给予赞美。有一次，公交车在路上熄火了，帕特森借用乘客的手机给公司打电话，公司调车过来把乘客接走了。他回到家，女友用刚买的吉他弹奏从视频教学上学的曲子，弹得很好，她还烤了非常精致的纸杯蛋糕。帕特森对她大加赞美，他们相互感谢，帕特森读诗给女友听。女友关心地问他车子出事的情况，建议他备个手机，帕特森还是觉得没必要，认为手机是个束缚。

第二天，在农贸市场的周末摊位上，女友的蛋糕非常受欢迎，赚了286美元，她很自豪，帕特森也为她骄傲，称她为纸杯蛋糕女王。为了庆祝一下，他们出去吃了顿美食，然后又去看了场恐怖电影，两人非常投机。悲剧的是，他们回来后发现马文把帕特森无意落在沙发上写着诗的笔记本撕得粉碎。女友对此感到很抱歉，她把所有碎片都收起来，希望能用电脑程序或其他办法，把它们奇迹般重新拼凑在一起。帕特森尽管很难过，但他没有吵闹和责备，他说没关系，就自己出去散步了。在路上，帕特森遇见埃弗雷特，这时的埃弗雷特已经能想开了。

帕特森走到一个小公园，在石凳上坐下来，这时，一个日本人走过来，他们进行了短暂的交流。在两人道别之后，帕特森打开那个日本人赠送的笔记本，开始写诗。

新的一周开始，帕特森和他女友的生活又开始了。

二、剧情解读

这是电影《帕特森》里的故事。

影片中的男青年帕特森生活在一个非常小的城市，他与女友的生活非常简单、规律，他们的性格互补，帕特森刻板、单调，连手机也不愿意用，但会尽量满足女友的需求；女友追求浪漫，生活富有诗意，但非常尊重甚至可以说崇拜帕特森。从心理卫生的角度说，这样的情感联系是比较理想的。

帕特森把工作与生活分得很清，换句话说就是，他没有把职业和事业混在一起。开公交车是他的职业，他准时上下班，而且敬业。在其他时间，他专注于写诗，女友曾经称他写诗的本子为"秘密日记本"，足见写诗对帕特森的重要性。可以这么说，诗就是帕特森的生命。然而，帕特森又不像现在媒体上可以见到的某些文人，东西写得不怎么样，却以"诗人""作家"自居，他与日本人在公园里的一段对话足见他的低调和真诚：

日本人：你是来自新泽西州帕特森市的吗？

帕特森：我是出生在这里的。

日本人：你认识同样来自新泽西州帕特森市的伟大诗人威廉姆·卡洛斯·威廉姆斯吗？

帕特森：我读过他写的诗。

日本人：太好了，你也是新泽西帕特森的诗人？

帕特森：不是，我只是个公交车司机。

日本人：很有诗意啊，威廉姆就能把这个写得有诗意。你认识那个有趣的法国艺术家——让·迪比费吗？1922年的时候，他还在埃菲尔铁塔上当过气象员呢，非常有诗意。

帕特森：我知道。

日本人：这是我读你们这里另一位有趣的诗人——弗兰克·奥哈拉的《纽约城》知道的。

帕特森：是的，我也读过那本书，我挺喜欢弗兰克·奥哈拉的，纽约派。看来你很喜欢诗歌啊。

日本人：诗歌是我的信仰。

帕特森：那你写诗吗？

日本人拿出好多笔记本：当然，我写的诗歌用的都是日语，没有翻译，诗歌的译本就好像是穿着雨衣洗澡。

帕特森：我懂你的意思，你为什么来这里？

日本人：我想来看看那位有趣的诗人威廉姆生活过的城市，他的诗歌都是在这里写的。

帕特森：是的，他住在这里，他还是个医生。

日本人：啊哈，艾伦·金斯伯格也是在这里长大的。我明天要回大阪了，送你一个礼物，有时候，空白的纸也代表着更多的可能性。

帕特森接过笔记本：谢谢你，你真是太好了。

就像修禅的同道之间的交流一样，那个日本人的言语中流露出对帕特森的肯定。

三、延伸与思考

（一）把生活过出诗意

"人，诗意地栖居在大地上。"德国存在主义哲学家荷尔德林如是说。另一位存在主义哲学家阿尔贝·加缪也曾经提出："但是除了一个人生活中的那种简单和谐外，幸福又会是什么呢？"

然而，进入 21 世纪以来，世事日趋繁复，人们心中的压力也越来越大。这种"诗意栖居"的生活似乎已经与我们渐行渐远，只剩下一个令人憧憬的魅影。现代人在所谓变得更加现实的假象中丧失了对自己的把握，他们想要得到快乐和幸福，但却不知道如何得到它、在哪里找到它。许多人的生命耗费在忧虑、恐惧、抑郁、悔恨、疑惑、迷惘和焦虑之中，即使那些小有成就的人，甚至有许多的社会"精英"也时常感到不堪重负。

很多时候，这个世界快得让我们难以跟上，更不用说有足够的时间进行独立思考和重新为自己定位了。我们总是忙忙碌碌，追逐着自己的尾巴，被搞得晕头转向。由于没有时间深入地洞察自身、了解彼此，人们就失去了自己的信仰和价值观，整天跟着媒体所宣传的那些理念走，让自己的生活基于那种幸福和/或成就是唯一目标的假设。然而，这些理念许多时候只是一阵风——引领一时的风尚。从某种程度上可以说，我们依然处于"由于畏惧而假装相信的年代"。

亨利·詹姆斯对此深有所悟，他睿智地指出："要尽全力生活，不这样做就是错的。不管干什么事情，只要有自己的生活就行。如果没有自己的生活，那你还有什么？"这句话的意思是：重要的不在于生活是否幸福，重要的是生活本身。

该影片中的帕特森就是如此，他向我们展现了本真的诗意生活的样子。

（二）培养"爱的品质"

爱的品质是指，"永远抑制内在分裂机能的相互献身"。

这一品质主要形成于 20 ~ 24 岁。这一阶段属成年早期。著名的心理学家埃里克森认为，只有建立了牢固的自我同一性的人才能与他人发生爱的关系，并且热烈地追求和他人建立亲密的关系。因为与他人发生爱的关系，就要把自己的同一性和他人的同一性融为一体，这里有自我牺牲，甚至有对个人来说的重大损失。而对自己的同一性没有把握的人总是躲避人际交往中的亲密关系，或者使自己陷入一种"乱七八糟"的亲密关系之中，既无真实的融合，也不是真正的自我放弃。

埃里克森还提出，亲密关系的建立不能与性关系的亲密混为一谈，性的亲密只是亲密关系中的一部分，因为性的亲密往往先于与别人的真正相互的心理社会亲密能力的发展，其中包括友谊、性交和共同感受等等。在埃里克森看来，真正亲密的关系只能发生在已经明确建立"自我同一性"和"忠诚"关系的伴侣之间。对成年早期的个体而言，成熟的爱是指"配偶和伴侣之间相互分享同一性，双方通过在对方身上发现自己而互相认同"。

如果这一阶段的危机得到积极解决，就会形成爱的品质；如果是消极解决，就会形成混乱的两性关系，要么是乱交，像动物一样活着；要么像"中国式"的婚姻关系，只停留在肤浅的层面。

该影片中的帕特森对生命之爱以及对女友之爱表现得非常真挚，他由衷地欣赏她和支持她，当女友不断地为马文撕烂他写满诗的本子表示歉意时，帕特森却回答道："只是一些句子而已，没有什么大不了的。"这句话不是一般人能说得出来的。

四、同类影片推荐

入殓师

（一）内容介绍

小林大悟先生小时候，父亲因一场不成功的婚外恋离家出走，母亲将父亲留下的咖啡店改成了小酒吧，并靠其将大悟抚养长大。成年后的大悟曾经是一位大提琴手，为了更好地演出，他购买了一把昂贵的大提琴，但在一次演出之后，他所在的乐团解散了。因为经济问题，大悟与妻子商量后，卖掉了大提琴，回到了乡下的老家生活。

有一次，大悟在报纸上看到了一家公司的招聘广告，上面写着不需要有经验等信息。因为印刷错误，他以为是一家旅行社。等他来到应聘公司后，发现原来是一家从事纳棺的公司（即整理遗体放进棺木），而且刚好遇见社长回来，社长看到大悟后，认定他可以从事这份工作。大悟刚想要拒绝，却在得知待遇后又犹豫了。当社长给出每天的报酬时，大悟一想到家里的情况，就硬着头皮答应了。

大悟从此瞒着家人和亲朋好友去纳棺公司上班。有一次，大悟坐在旁边看着社长一点点整理好死者的遗容，并给其化好妆，还问家人拿了她平时爱用的口红给其涂上。大悟被社长的做法一次又一次地打动了，"他把失去的人重新唤回，赋予永恒的美丽，这个过程平静、细致而温柔，重要的是要充满爱"。并且，他理解了社长曾在拍摄纳棺仪式的 DVD 时说的话，"举行纳棺仪式，首先要使用棉布擦拭往生者的身体，净身意味着去除这个世界的疲劳、痛苦和烦恼，同时，也意味着我们做好了回到那个世界的准备。这个过程，最重要的是对往生者的尊重"。大悟开始接受并喜欢上了这份工作。

俗话说："纸是包不住火的。"过了一段时间，大悟在从事纳棺工作的事就被他妻子和朋友们知道了，他们都认为这是一件羞耻的事，劝大悟改行。有一次，大悟带着妻子为一位阿姨（好朋友的妈妈）整理了遗体，并在整理的时候帮她换上了生前最爱的一条丝巾。他的妻子在目睹了大悟的工作之后接受了，还在大悟拒绝去认领父亲的遗体时力劝大悟去做最后的道别。最后，大悟亲自为父亲纳棺，他发现父亲的手里握着一颗光滑的石头，大悟释然了，他与"内在的父亲"和解了。

（二）精彩看点

有人曾经问孔子关于死亡的问题，孔子回答说："不知生，焉知死。"意思是说，连生都不知道，还管死干什么啊？的确，较之其他众多民族，中国人对死亡是高度恐惧的。例如，人们常说的"好死不如赖活"就透露出在国人心底里有深深的死亡恐惧。在医院的临床工作中经常会遇到这样的情况：患者被诊断为恶性肿瘤后，医生一般只会告诉其家属，家属也常常要求医生不要把真实情况告诉患者。于是，患者便开始生活在家属和医生们的善意的谎言之中，甚至直到生命的尽头，也不知道自己到底是得了什么病。

然而，不谈论死亡并不等于死亡恐惧不存在。有些平时身体健康、性格开朗的人，在体检时发现有指标出现异常，就到网络上进行相应搜索之后，反而出现了身体不适、恐惧不安。作者曾经遇到一位干部，平时身体健康，因为条件较好，体检的规格较高，所以就选择了头颅血管的 MRA 检查项目，检查结果是怀疑一侧大脑血管有狭窄，自此，他开始惶惶不可终日，不敢一个人外出，害怕摔倒后会中风，走楼梯时必须扶着栏杆，晚上失眠，想做进一步检查又害怕出现意外……另一位 23 岁的女性，平时身体健康，"不知病是何物""倒头就能睡到大天亮"，在一次体检时发现有乳腺结节、尿酸偏高，于是她上网进一步搜索，结果对症后也开始出现紧张、害怕、失眠、坐立不安等病，甚至在医生给予相应的解释后仍不能消除焦虑。作者每年都会遇到诸如此类的焦虑案例，常戏称他们是"体检后焦虑者""百度后焦虑者"。

如果从存在主义心理治疗的角度说，有些人表现出的入睡困难、强迫症、焦虑症、恐惧症、抑郁症、成瘾行为、躯体方面不适症，皆可能由隐秘的死亡恐惧所引发。甚至可以说，每一个噩梦都是死亡焦虑挣脱束缚、恐吓做梦者的结果。这就是说，从心理卫生角度考虑，"不知死，焉知生"才是我们对待生命应有的态度，正如该影片中社长对大悟的一段话所说：

> 这是我的妻子，夫妻俩如果一个人先走的话，痛苦的是活着的那个人。我将她打扮得漂漂亮亮的，她是我送走的第一个人，从那之后我就开始做这行了。就是这个河豚的鱼子吧，烤一下蘸盐很香，这也是遗体啊，一种生物靠吃另一种生物生存，想活着，就得吃东西，要吃就吃最好的。太好吃了，真是罪孽啊。

殡葬馆的老人对刚死了母亲的山下说的话也是这个意思，他说："在这里待得越久，我就越是相信，死亡，就是一扇门，它并不意味着生命的结束，而是穿过它，进入另一个阶段。我能作为守门人，送很多人穿过这扇门，对他们说声'路上小心，我们后会有期'，把他们送走。"

该部影片告诉我们，只有真正懂得了"不知死，焉知生"，才能做到在"向死的存在"的同时，"诗意地栖居在大地上"。

关心的品质是男人成熟的标志

一、剧情回眸

佩威尔先生,波兰人,30岁,他和父亲齐格蒙特做从法国北部贩卖二手服装到波兰的生意,平时,他和妻子伊娃、儿子汤米在一起生活。家人关系亲密,生活其乐融融。尤其是佩威尔和齐格蒙特,他们在途中会抽空猜字谜,甚至开玩笑,与其说是父子,还不如说是哥儿们。

在一次送完货后,佩威尔发现报纸上刊登了一则这样的消息:1981年,国家安全部门在新博莱斯瓦夫矿区安插了一个线人,正是由于这个线人,共和党人一直掌握着西里西亚地区反对派的动向,记者追踪的"特工案"有了惊人的发现,而代号为"鼹鼠"的人与领导矿工罢工的矿主正是同一个人,叛国者玷污了新博莱斯瓦夫烈士们的美好印象,该人正是前矿主齐格蒙特·科瓦。

佩威尔对此消息非常震惊,不仅是自己的父亲受到了侮辱和诽谤,更重要的是还牵涉了老丈人的死,因为伊娃的父亲在1981年12月的罢工运动中被共和党当局射杀了,而妻子目前很关注庭审,对三审抱有希望,呼吁公正,这样才能使得后代在不惧真相的社会下成长。

齐格蒙特对此事非常愤怒,他说他从未与安全部门合作过,这是安全部门惯用的诽谤和报复手段。有记者想找他采访有关庭审的事,团结工会的负责人也打电话找他,齐格蒙特都不想和他们交谈。

回家时,好多记者在家门口等着,父子俩折返来到叔叔家。他们看到电视上正在播放此次悲剧事件的前矿主之一罗伯特·皮塔克接受采访:"1981年,我们都奋不顾身去响应罢工,可我们有家庭,有孩子,我们也害怕,但齐格蒙特赢得了大家的尊重,他说服了众人,他说'我知道我们在冒险,但我们必须这么做,为了我们的孩子,会有一天,他们将生活在自由平等的国度',这句话影响了我一生,我不相信你们说的齐格蒙特是叛国者。"佩威尔看到这则采访后强烈地建议父亲跟团结工会的人谈谈,跟老工友谈谈,他们会相信父亲，会为父亲辩护，但是父亲拒绝了，父子俩为此事还发生了争吵。

第二天，他们去法国进货，经过沙滩时稍做休息，佩威尔见父亲愤怒地对着电话讲话，并且还摔倒了，他感觉父亲一下子老了。在沙滩上，父亲告诉佩威尔，在他只有13个月的时候，为了医治患绝症的母亲，他中了安全部门的圈套，跟他们签了一份效忠宣言，而母亲的命还是没有救回来，后来，他因为领导罢工被关进了监狱。

因为丑闻，齐格蒙特变得沮丧、暴躁，跟批发商起了冲突。在法国的表弟塔德斯希望齐格蒙特父子能在他这里躲避风头，等到波兰那边消停再回去。但是佩威尔坚持认为父亲得回波兰为自己辩护，两人争吵得异常激烈。最后，父亲决定留下来，儿子决定自己回家。

新闻曝光后，齐格蒙特没有回过家，行踪不明，这引起包括伊娃和她母亲在内的不少人的强烈怀疑，佩威尔无论是在家里还是生意场上似乎都陷入了孤立的状态。

幸运的是，在第三次庭审中，安全警局前官员格巴瑞克队长否认了安全部门在团结工会高层中安插过线人，否认"鼹鼠"之说，这使得佩威尔的处境有所改善。然而，好景不长，佩威尔突然接到电话得知父亲心脏病突发，做了手术，于是他去法国看望父亲，把他接回家。由于身体原因，齐格蒙特被送到疗养院休养。

没过多久，格巴瑞克来到家里找齐格蒙特，想利用父亲的档案进行敲诈。急中生智的佩威尔同意花钱买回父亲的档案，他没有跟格巴瑞克讨价还价，也没有显示出愤怒，心甘情愿地去银行取了钱，跟格巴瑞克到山上取回父亲的档案和文件的原本。

在山上，佩威尔从格巴瑞克的口中得知父亲以前所受的诸多委屈之后，十分愤怒，在下山的途中，他把格巴瑞克杀了并烧掉。第二天，佩威尔带着妻儿去疗养院，当他看到父亲时，眼神里充满了心疼、尊重和敬佩。

二、剧情解读

这是电影《鼹鼠》里的故事。

本影片中的齐格蒙特是一个血性和柔情兼具的男人，他一直在为国家的自由而努力。然而，当他的妻子患上绝症，需要转院进行手术治疗或许还有一线生机时，他选择了向当局妥协，他是这样跟儿子说的：

> 1981年7月，你才13个月，你母亲还在医院，她的身体每况愈下，我找到系主任，他告诉我只有去华沙才能救她，但因为我跟团结工会有牵连不能转院，然后我去找安全部门，他们让我签效忠宣言，这些都是圈套，次日，他们将你母亲带到华沙最好的医院就诊，但在术后三周，你母亲去世了，他们也对我失去了兴趣，然后戒严令颁布了，我们开始罢工，我被关进监狱。效忠宣言的内容是"声明我不能做任何有关反对国家当权者和共和党的事情"，肯定有人看到了那份文件。

对一个为自由而战的男子汉来说，去签这个协议需要多大的勇气？而且明知可能是个圈套，究竟是对妻子什么样的爱才能让他放下心里的原则呢？在妻子去世后，齐格蒙特似乎没有再续弦，这就意味着这个男人既当爹又当妈，那又是一种什么样的生活呢？格巴瑞克尽管可恶，是个十足的阴险小人，但他口中对齐格蒙特的评价似乎非常恰当，他是这样告诉佩威尔的：

> 他很爱你们，你母亲去世后，他被绝望逼疯了，他说那是我的错，而且他也不愿再合作了。那我能怎么做，我说要去收养孤儿，当然是骗他的，因为法官才不会把你从他身边带走，但他怕了，然后又回到我身边，从那之后没有再出现问题。别太草率评判你父亲，那个年代就是如此。

可以这么说，齐格蒙特是一位真正的男子汉。

本影片中的佩威尔生活在自由、民主的时代，他平常与父亲一起做生意，虽然体力活会比父亲做得多一些，但仍像小鹰一样地依附于父亲的羽翼之下。电影中有一个这样的情节，他俩进货回家，父亲说佩威尔一路上都在睡觉，而佩威尔回答说："是你不让我开车的。"

在父亲的丑闻出现后，佩威尔以为"身正不怕影子歪"，当父亲说共和党人什么都做得出来时，他表示可以雇一名律师讨回公道；当叔叔力劝他们留在法国时，佩威尔认为共和党人的戒严令已经是30年前的事了，现在的波兰跟以前不同了。尽管叔叔告诉佩威尔说："共和党人会想尽一切办法搞垮齐格蒙特，当年如果齐格蒙特留在法国就会没事了，或许你母亲今天也跟我们一起在庆祝。"可是当年佩威尔根本听不进去我说的话，足见他的理想化和不成熟。

不过，佩威尔在这个过程中不断地成长了，尽管没有结果，他还是去团结工会试图查看父亲的档案。尤其是在格巴瑞克让佩威尔尽快告诉他父亲支付第三期的管理费，不然他的档案还会出问题，佩威尔追上格巴瑞克的车去询问情况。当格巴瑞克拿出一张父亲签名的"同意与国家安全部门合作"的文件，并告诉佩威尔："齐格蒙特是我最好的特工，我有他全部的档案，以及服役10年间提供的所有情报。我在法庭上否认，那是因为在1989年我答应他，我不仅不会出卖他，还会销毁他所有的文件。但我得给自己留条后路，那些当权的右翼们断了我的养老金，如今我随时都会失去生活来源，你父亲得帮我"时，佩威尔立马答应支付父亲"欠下"的管理费，要求买下全部档案和文件的原本，包括此后的处理过程在内，佩威尔体现出了典型的成熟男人的担当，以及对父亲的认同。

三、延伸与思考

关心的品质是男人成熟的标志

在该影片中，无论是父亲齐格蒙特还是儿子佩威尔，他们身上都表现出了充分的"关心的品质"。

所谓关心的品质,是指"一种对由爱、必然或偶然所造成的结果扩大了的关爱,它消除了那种由不可推卸的义务而产生的矛盾心理"。

这一品质主要形成于 25～65 岁。这一阶段属成年中期。这一时期,是一个人由儿童、少年变成为成年人,变为父母,建立了家庭和事业的时期。如果一个人很幸运地形成了积极的自我同一性,并且过着充实和幸福的生活,他就试图把这一切传给下一代或直接与儿童发生交往,或产生和创造能提高下一代精神和物质生活水平的财富。如果这一阶段的危机得到积极解决,就会形成关心的品质。具有这种品质的人能够自觉地关心他人的疾苦和需要,能够给他人以温暖和爱。如果是消极解决,就会导致其自私自利。

该影片中的佩威尔比德国作家彼得·哈特林幸运,后者是在追忆父亲时才对父亲产生认同感,而佩威尔在父亲尚健在的情况下就感受到了父亲的"关心的品质"。可以推测,佩威尔的儿子也是幸运的,他也会在"榜样父亲"的身边成长。从分析性心理学的理论来说,佩威尔的成长过程体现其内在原型从"不成熟的爱人"转化成"成熟的爱人"。

在国内 2019 年曾经发生过一件事:成都某大学的郑老师布置了一篇以"创新"为主题的结课论文。有个学生的论文完全围绕"四大发明的创新"展开。郑老师在 QQ 群里表示,这不符合他的作业要求,认为写四大发明创新的这篇是"强行把高中作文变成了论文"。该学生提出异议,认为郑老师的要求没说清楚,而郑老师将这些归结于学生"没来上课"。之后双方的争论从"创新"的定义一路上升到"老师的论文拿出来给我们看看""我们就是想看看老师是经历了什么才认为四大发明不算发明的"。最后,愤怒的学生在网上将此事曝光,并贴出聊天记录,称郑老师关于"四大发明不是创新"的言论不当。其结果是郑老师被罚停课两年,并停招了研究生。

显然，跟影片中的佩威尔相比，该学生显示出另一种极端的风格，类似分析性心理学"不成熟战士原型"中的"耀武扬威的恶霸"。这一风格有些类似于"红卫兵小将"的做法，令人感到毛骨悚然，但愿他只是因为年轻还未成熟。

我曾遇到过一位50多岁的男性来访者，他因失眠长期服用氯硝西泮（一种安定药），这次又到我们精神卫生科开此药，我翻阅他的病历后发现整本病历记录的都是该药物，他告诉我说就是失眠，身体没有其他问题，他是某个重点中学的领导。于是，我建议他可以先读读《学习睡觉：心理治疗师教你摆脱失眠的折磨》这本书。过了一段时间，我又遇到他来开药，当时诊室里有人在就诊，我就让他在诊室外稍等，他说自己只是开药，时间短，要求我给他先处理，被我拒绝了，他马上威胁我说："我要打××热线投诉你们，你们曾经向我推销书。"

这位先生比上面讲述的同学年纪大多了，而且又是一位领导，但在心理上两人并没有多大的区别，都以自我为中心，私欲没有得到满足就翻脸不认人，在他们的身上连"关心的品质"的影子都见不着。

四、同类影片推荐

完美的世界

（一）内容介绍

布奇是一名在逃犯，为了逃避警察的追踪，他与同伴挟持了小男孩菲利普。同伴曾经想要强暴菲利普的母亲，为此被布奇打了一顿，在路上，同伴抢过枪要伤害菲利普，布奇就直接杀了他。

从此，布奇和菲利普像一对父子，配合密切，开始了流浪之旅。路上，布奇说菲利普和他很像，都有一样的爱好，菲利普表示妈妈说过爸爸会回来的，布奇却说那只是谎言。布奇说："我们这样的人，必须要独立自主，才能左右自己的命运。"原来，布奇的母亲是一名妓女，父亲是一名惯犯，布奇自小缺少父爱，他曾在8岁时杀过人，因为杀的人是通缉犯，警方未给予他任何处置。他在12岁时，母亲自杀身亡，父亲假释出狱。一年后，布奇因为喜欢一辆福特车，就把车偷走了，后来警方将他送至感化院四年。

在逃亡的过程中，菲利普没有趁机逃走，他选择继续坐上布奇的车。在布奇的鼓励下，菲利普第一次尝试了万圣节的游戏，然后与布奇手牵手继续出发。有一次，布奇下车后未锁车子，车子倒溜走了，布奇大喊让菲利普踩刹车，菲利普慌乱之下将车子停住。布奇和男主人交谈的时候，车子出现故障，再次向布奇的方向撞来，布奇站着没动，只对菲利普说：踩刹车。在车子即将撞上布奇的时候，菲利普终于学会了。

最后，大批的警察包围了他们所在的地方，布奇要求菲利普双手举高，走向警察，菲利普走到半路，看到布奇的样子，他又走回到布奇身边。布奇牵着菲利普的手想带他去自首，而此时，布奇将手伸进口袋，想把明信片送给菲利普作为留念，狙击手以为他是想伤害菲利普而开了枪，布奇倒下了。

（二）精彩看点

该影片中的布奇出身不好，母亲是个妓女，小时候又没有父亲，这很容易形成自卑的性格。换句话说就是，布奇内心深处永远住着一位待成长和需要呵护的"小男孩"。

所以，在遇到孩子被欺负时，布奇内心的痛点很容易被激发。例如，菲利普被同伴威胁时，布奇把同伴杀了。在路上搭车的时候，女主人因孩子们将东西洒在车上而大发雷霆，原本一直兴高采烈的孩子们停止了欢笑，而这时的男主人转头对孩子们说："没关系，宝贝，爹地还是爱你们的。"布奇听到这些话后对菲利普说："包伯（男主人）做得不错，如果他反抗，我可能就会射杀他，那他的家人怎么办。他是一个顾家的男人，那是男人最伟大的成就。"还有，他们在一个农民家里休息的时候，看见男主人布克拉过孩子就打，布克对孩子的暴力行为，彻底激怒了布奇。他拿出枪，要求布克对孩子说"我爱你"。在他的威胁下，布克照着做了，但布奇仍不满意，他就将这家人都绑了起来。

在菲利普面前，布奇俨然是一位父亲，而且"父性"十足。例如，布奇在杀了同伴之后与菲利普进行了有意思的对话：

菲利普：你会杀我吗？

布奇：不会，我们是朋友。如果要我选择一个兄弟，我永远会选择你，而不是他……这辆车子就是时光机器，我是船长，你是领航员，前面就是未来，后面就是过去，如果生活过于缓慢，你想要飞入未来，只要踩下油门就好，你如果想要生活慢下来，踩下刹车就好。这就是当下，好好享受当下吧。

当菲利普害怕布奇会杀了那家农民而用枪误伤布奇后，布奇对他说："我这辈子只杀过两个人，一个是伤害我妈的人，一个是伤害你的人。我们来谈一谈吧，像个男人一样面对面。"布奇在树下坐着，拿出了一张明信片，他的目的地是阿拉斯加的荒野乐园，因为他的父亲曾经给他寄过一张明信片，他的父亲就住在那里。他的父亲在明信片上写着：亲爱的布奇，只是想告诉你，我的离开与你无关，阿拉斯加是个美丽的地方，将来有一天，你可以来这里，我们彼此也许可以更了解一些。

可以这么说，该影片的最后，布奇留下了一丝的遗憾，他永远停留在寻找"父亲"的路上；而菲利普是幸运的，他认识了真正的"父亲"。

"杀龙"是男孩成为男人的必经之路

一、剧情回眸

奎因先生30来岁，小时候父母离异，与母亲一起生活，生活比较拮据。12岁时曾在妈妈凯伦所在的建筑工地的山洞中遇到过神话中的火龙，并被喷射了不知名的液体，妈妈在他面前被火龙攻击而死，他成为当时唯一的幸存者。奎因在慌乱之下逃出山洞，但是火龙已然觉醒，并重出于世，短期内数量激增。它们为了觅食焚烧一切，人类与其进行了激烈的斗争，但是效果甚微。20年后，地球上大部分地区都留下巨龙和它的子孙们破坏的痕迹，人类的生存空间越来越小。长大了的奎因带领一批幸存者屈居于一座古老的城堡，他的策略是"宅在家，饿死它"，与火龙比耐力，等待火龙自动饿死。

有一次，一个叫艾迪的幸存者因为饥饿，不顾奎因的阻挠坚持要提前收作物，奎因认为提前收会影响作物下一阶段的生长，他认为现阶段最明智的做法就是撑下去，撑过这个特殊时期。他们短暂地谈判之后，艾迪被迫妥协。等奎因睡觉之后，艾迪还是带领着一些人走出城堡收作物，很不幸，他们遇到了火龙，是奎因和同伴救了他们，但还是造成了恶劣的后果，不仅牺牲了成员，而且作物全部被毁灭，对于他们来说，这是个致命的打击，也更加坚定了奎因的策略——躲起来和撑下去。

就在这时，美国人范赞一伙的出现使局面出现了变化，他们拥有先进的武器和训练有素的士兵。奎因及幸存者以为他们是掠夺者，曾一度出现恐慌，但在奎因和范赞交谈后，范赞向奎因展示了他猎杀的火龙的牙齿，并告诉奎因，普通人也可以战胜火龙，奎因接受了范赞，但对他们仍持保留意见。

夜幕降临，火龙再次袭击城堡，范赞和他的团队首当其冲，这时3D测量器出现了问题，导致亚莉驾驶的飞机无法呈现火龙的具体方位，他们出动了

"天使"攻击火龙，很不幸，失败了。在此局面下，奎因骑马以自身为诱饵配合范赞将火龙杀了，范赞他们也牺牲了三个人。一时间，城堡内的人们狂欢庆祝，而范赞向狂欢的人们说道："羡慕那些有英雄的国家，是吗？"看着人们赞同并欢呼，他接着说："我要说需要英雄的国家真可怜。""你们在庆祝什么？打下一条龙，死了三个人？哦，是啊，按这个比例，我们要在320年以后才能有所进展，这是你们想要的吗？你们想要个容身之地吗？这些野兽靠灰烬生存，以死亡为食，没有中间立场……"

这时，范赞向奎因提出要求，亚莉向奎因说明火龙中只有一条是公龙，只要除去它，就可以阻止它们繁殖，而范赞的要求就是向奎因借人手去攻打唯一的公龙，但奎因不同意，他认为这样会引来火龙的反击，到时候城堡中的幸存者都会受到威胁。范赞依旧发动了征兵，带上了自愿跟随他的人，他的计划并没有成功，非但没有杀死公龙，还遭到了火龙的猛烈攻击，一时间伤亡惨重。不仅如此，火龙还攻击了奎因所在的城堡，整个城堡陷入一片火海，幸存者们慌张躲进地下避难室，奎因的好友克帝主动代替奎因去拯救剩余的人，最后，葬身于火海。

躲在避难室里的奎因艰难地组织孩子们进行祷告，但在这种情况下，这一切显得尤其苍白，孩子们在祷告声中渐渐安静下来。经此一事，奎因主动联合范赞和亚莉去伦敦攻打公龙，对他们来说此情形并不是很有利，他们在实地勘察和数据计算的基础之上，进行了任务分配，他们面临着巨大的危险。在战斗中，范赞用配备了高爆弹头的弩箭射中了龙的腹部，当龙再次向他冲来的时候，他从高塔上跳下来准备利用斧头击毙龙，结果失败了，他被龙攻击身亡。随后，龙开始追捕奎因，奎因近距离将弹头射入了龙的口中，引爆龙的喷射液将其杀死了。

二、剧情解读

这是电影《火龙帝国》里的故事。

影片中的奎因自幼父亲不在身边,母亲尽管是个工程师但生活拮据,这使奎因显得懦弱,缺乏"男子气"。他在12岁时亲眼看见火龙,并目睹母亲去世,之后,他像一只惊弓之鸟,长期生活在恐惧之中。即使到了30来岁的成年,他也以逃避为策略,看他教育孩子的祷告就是明证:"我们醒着的时候该怎么样?""双眼盯着天空。""我们睡觉时该怎么样?""一只眼睛盯着天空。""看到它们的时候该怎么样?""拼命跑,往下跑,躲进避难室,绝不回头。"在奎因的认知系统中,龙是杀不完的,他是这么说的:

> 看见了第一条龙,很快整个世界上将会有几百万条龙,谁也不知道它们为何繁殖得这么快,它们就像蚱蜢一样成群结队,一路上横扫一切……
>
> 自然界把一切东西都造得太恐怖了……把世上的一切都烧成灰烬,接着挨饿,接着睡觉,等待着地球自我补给,等待着新的新陈代谢。我们的武器射向它们,然而每杀一条龙,就有一百条龙取而代之,好像是杀不完。我们生产出最强大的武器消灭它们,但到了最后,反而帮了它们。直到整个世界化为灰烬,很少有人能够逃出城市,给我们找一个藏身之处……

他们采取"宅在家,饿死它"的生活模式值得同情,但是无效,就像范赞说的,"这些野兽靠灰烬生存,以死亡为食,没有中间立场"。在范赞的带领下,奎因心甘情愿地骑马当诱饵,配合范赞杀死了一条火龙。由于先天"男子气"的不足,奎因在看到火龙对城堡洗劫之后,一度对范赞的战斗模式产生怀疑,他又产生退缩。在看到许多人牺牲之后,他终于明白了,逃避不是解决问题的办法。他主动带领范赞和亚莉去伦敦击杀唯一的公龙，以此阻断龙的繁衍，恢复世界的和平，最后成功了。

就像亚莉最后说的，"祝贺你的进步"，奎因经过与火龙的搏斗，从懦弱的小男孩长成了成熟的男人，同时他把首领的位置让给了即将成人的养子。

三、延伸与思考

（一）"父性"缺席下的男人

跟前面许多电影中的男性一样，《火龙帝国》中的奎因自幼也是在缺乏"父性"的环境中长大。这样的男孩在成长过程中会显得懦弱，容易迷失自我。

德国作家彼得·哈特林曾经讲过一个故事。这个故事既现代又真实且带有自传性质。哈特林还在孩提时代，就很鄙视父亲，虽然他是一位举止温柔、言语温和的律师，但他喜欢"少年希特勒"组织中年长的、更具有攻击性的男孩典范，而哈特林理想的父亲就是希特勒。在战争结束时，父亲被红军抓走，再也没有回来。父亲去世之后，哈特林对父亲进行了调查，以纪念他记忆中越来越远的父亲。随着调查的不断深入，许多不为人知的事实被揭出，他发现许多自己视为常人的客户都是犹太人和反纳粹主义的人，而他那懦弱的律师父亲曾冒着生命危险为他们辩护。这个"非英雄"的资产阶级绅士，正是他一直苦苦寻觅而未能发现的英雄，而直到他哀悼父亲去世时，他才得知。

在中国，"文革"时期红卫兵和普通百姓们的行为又何尝不是如此呢？他们将攻击的矛头指向了自己的父亲，指向了做学问和研究的科学家、知识分子。

近几十年以来，世界各地不断地向男性女性化的倾向发出呐喊，与"寻找父亲"有关的文学和影视作品不断增加。例如，匈牙利马尔塔·马扎罗斯的三部剧《留给女儿的日记》中讲述了一个跌宕起伏的故事，意大利导演吉赛贝·托纳多雷的《天堂电影院》里的故事细腻感人。其他如《小鹿斑比》《狮子王》《烟火讯号》《迷墙》《雾中风景》《德州巴黎》《故乡》《中央车站》《生命如尘》《被遗忘的人们》等都与对"父性"的呼喊有关。从分析性心理学理论来说，"父性"缺席下的男人往往在心理发育上停留于不成熟男性原型中的"孱弱王子"的状态。

从经典的精神分析角度说，在我们的文化体系中，只有抽象的、集体的、一元的"父亲"形象，此形象在传统的中国社会就是皇帝，在现代社会是官方，但始终缺乏个体性及鲜活具体的"父性"形象。心理学家朱建军曾经提出："中国人从健康人变成有心理障碍的转折点，我认为就是秦统一中国。"我现在补充一条：自项羽自刎于乌江、刘邦当皇帝开始，个体意义上的"父性"在中华大地上逐渐衰退。

我们在精神卫生科临床发现，有许多网络成瘾、厌学等"问题孩子"的行为及部分成年心理障碍者的发病，也与"父性"的缺失有关。刘泳俊先生曾对此做过研究，探讨过精神心理疾病与"父亲"缺失、个性不成熟、丧失本能等的关系。

（二）"杀龙"是男孩成为男人的必经之路

"杀龙"是西方神话学和精神分析心理学中非常经典的主题，这是所有男孩心中最重要的课题之一。

在精神分析理论中，恶龙象征着父亲，就像心理断奶期，我们的潜意识会把母亲想像成很丑陋的妖怪一样，潜意识这么做，是为了让我们在精神上摆脱对母亲的依赖。在男孩将要步入成人之前的青春期，会把父亲想像成力量巨大的恶龙。于是，"杀龙"成为这一时期的使命，只有顺利完成这一使命，才能象征着男孩从心理上超越父亲并取代父亲的角色，从而成为独立的个体。该影片中，奎因自编的剧目中有一对黑白武士的对白如下：

> 黑武士：到我这边来，我们就可以永远结束冲突。
> 白武士：我永远不加入你那边，你杀了我父亲。
> 黑武士：我就是你父亲。

从他们的对话中可以看出，黑武士的回答把英雄的心永远地埋葬了。认知心理学理论告诉我们，非好即坏、非黑即白是孩子式的两极化思维模式，这种思维模式把世界上的人和事分开，就像奎因自幼缺乏对父亲形象的体验，在他看来，父亲慈爱的一面是好父亲，就像他对待自己的养子时，那样地呵护、疼爱、宽容和信任；而父亲伤害他的一面就是火龙，暴怒地乱发脾气，跟他抢夺资源，该提供的学费不给他，从而失去好父亲的形象。这种两极化的思维使他不能客观地看待父亲，他认为是坏人黑武士把他的好父亲杀了，他才没有父亲了。他无法面对这个坏人也是他的父亲，他要杀掉他，杀掉父亲坏的那一面。

这就是男孩在成长过程中必须经历叛逆期的深层次原因。每个人都是由好与坏两方面组成，反叛坏的一面作为成长的契机。这个反叛的过程，不仅是磨练意志的过程，也是增长勇气和力量的过程，可为真正地成年奠定基础，这对每个男孩来说都至关重要。因此，我们要正视青少年男孩们的叛逆，本着"有则改之、无则加勉"的原则，否则，我们只能一代又一代培养"巨婴"。德国心理治疗师威尔菲德·尼尔斯讲过自己的经历：

> 在我上中学时，有一位老师，在开学的第一天便不能容忍我。他主要上美术课，到中年级时，他也教地理和德语。作为小孩，我画了很多画，但是，在他那儿，我的美术课成绩总是得D，我很快便对美术失去了兴趣。同样的事情也发生在地理课上：他扼杀了我对这门学科的兴趣。有一次，当我跟他学习了一年的德语后，我的分数等级同样地从B降到

了 D，在整个德语学习的过程中，我在他那里还曾经得过几个 E。在我今天看来，他是一个迂腐的人，对他而言，形式超过了一切，而我却正好相反。他不能适应我的方式，而我也不能适应他的方式。他有打分数的权利，而我则有激怒他的权利。我们两个人都使用了这样的权利。但是，作为学生的我感觉自己将成为他的牺牲品，尤其是开学第一天发生的事情，当时我表现得还算比较听话，就是没有机会将我的不满表达出来。在毕业前的半年，我们发生了一次公开的争吵，由于我们对美术存在思想上的分歧，他想在课堂上训斥我并说了诸如此类的话："尼尔斯，你不仅没有想法，也没有态度，还不知羞耻，轻狂不羁。"他说完，我站起来，直接走到他面前（他当时比我矮半个头），看着他并说道："你对我来说就是一个不折不扣的混蛋！"美术课就这样结束了，他消失在美术室后面的小隔间中，而我又回到课堂上，感觉自己从一个很大的负担中解脱了。不知什么时候，我的一个朋友走过来对我说："你太过分了，你必须道歉，要不然局面将会变得不可收拾。"开始，我压根儿没想到这一点，不过后来我认真地思考了一下，最后我在上完课时（后面还有两节课）走向美术室。那位老师看着我，好像在问："你现在还要干什么？"我说道："沃伯特先生，我想为我的措辞道歉。我收回'混蛋'这个词。"停顿一下后，我继续说道："但我站在这里有话要说。我觉得，九年来，我受到了您不公正的对待，现在我不再接受它了。"他完全震惊了："我没想到你竟然会道歉。"然后，他邀请我坐下，我们进行了一次友好的谈话。在这次谈话中，他认为，他自己以前并未意识到，我受到了不好的对待。但他第一次认真地倾听了我的诉求。我第一次有这种感觉，他是一个人。几个星期以后，在毕业前的最后一张成绩单上，我的美术得了一个 B。十五年后，我在公交车上再次碰到了这位老师。开始，他没有认出我,我就坐在他的旁边。我们谈得很好,我很喜欢他。当我今天再来感受他,我发觉,在所有教过我的老师当中,他是真正触及我心灵成长的那一位。在那时,我看到了他的脆弱并由此也看到了他的人性——而这所有的一切都开始于那声"混蛋"!

与影片中的内容相似,该案例同样说明了"对抗"是男孩成长中必须要经历的环节。

提请大家务必注意的是,心理治疗中所说的杀掉父亲/母亲是指精神层面的而不是指现实层面的,"杀掉"寓意超越、独立。需要超越的是精神上的父亲,摆脱的也是精神上的母亲,不是现实中父亲这个人和母亲这个人。虽然你精神上的父母来源于现实中的父母,但现实中的父母是整体的人,有很多特点,并且有好有坏,有长处也有短处。精神上的父母则是现实父母的某些具体侧面,即使有综合也是不全面的。

心理治疗的临床经验告诉我们,只有在你超越和摆脱了精神上的父母之后,才有可能更好地爱现实中的父母,这种爱是真正地爱他们,而不是因为有所乞求或者出于恐惧才爱他们。荣格曾问:"你究竟愿意做一个好人,还是一个完整的人?"显然,荣格是建议我们活出全部真实的自己。罗洛·梅也提出:

"龙怪和斯芬克司都存在于你的内心。"……我们首先必须察觉到它们。我们的错误不在于制造神话,那是人类想象力健康且必要的功能,是走向心理健康的助力。我们以理性教条为基础对其加以否认的做法,只会让我们内心的邪恶和这个世界的邪恶更难处理。不,龙怪和斯芬克司本身并不是问题。问题仅仅在于,你是投射它们还是直接面对并整合它们。承认它们存在于我们的内心，就意味着承认在同一个人身上既有善的一面，也有恶的一面，而且邪恶潜能的增加与为善的能力成比例。我们所寻求的善，是一种日渐增强的敏感性、一种敏锐的觉知，也是一种增加了的对善恶的意识。

男性同胞们，在你的人生中杀过龙或父母吗？

四、同类影片推荐

拆弹部队

（一）内容介绍

战争，无论对谁来说都是残酷的。在硝烟弥漫的战场上，看似普通的老百姓可能就是潜在的敌人，稍不留神就会命丧黄泉。

在伊拉克战争中，某一天，三人组的拆弹专家通过机器人发现了伪装的炸弹。由于机器人在运输引爆器的途中出现故障，小 A 只能穿上厚重的防爆服亲自前往。谁知在小 A 放好引爆器，尚未到达安全地带时，对面街角房子里的一位"老百姓"用手机引爆了炸弹。

在小 A 牺牲后，詹姆斯接替了他的任务。在第一天合作中，詹姆斯就表现出不循规蹈矩——不用机器人先探虚实，而是直接穿上防爆服亲自到现场作业，甚至用烟幕弹，使得队友无法掩护他，却自圆其说"声东击西"。这让队友桑伯恩很不满。对欧文与桑伯恩来说，能活着坚持到任务结束（轮值班还需 38 天）就是最大的愿望。

同样，在第二天执行任务中，詹姆斯依旧我行我素。当他发现后备厢里有一堆炸弹时，为了让自己更专注，他把沉重的防爆衣脱了，甚至不顾队友的建议，摘掉了相互联系所用的耳机，"沉迷"于拆弹。两位队友看得真是胆战心惊，可喜的是，詹姆斯最终拆掉了炸弹。詹姆斯的"独行侠"习惯让桑伯恩很气愤。一时间，部队里都知道了詹姆斯的拆弹事迹。有位长官询问他拆过多少炸弹，在短暂的谦逊之后，詹姆斯斩钉截铁地回答："873。"他还表示拆这些鬼东西，最好的方法是"活着拆掉它"。

在战争中存活下来的人，真可谓九死一生。桑伯恩感慨万千，詹姆斯却说"我只是从来不去想"，哪怕穿着防弹服面对生死时。詹姆斯回国后，安逸的生活让他无法适从，他曾对着年幼的儿子说："你会忘记你真正所爱的少数东西，当你长到我这么大时，它们或许只是一两件东西，对我来说，则只剩下一件了。"

最后，詹姆斯重返战场，继续拆弹。

（二）精彩看点

影片中的詹姆斯在拆除或爆破炸弹时显得很疯狂，好像根本不怕死似的。除了上述行为外，在第十六天里，原本应该在沙漠里爆破炸弹，可詹姆斯却为了一副手套开着装甲车去了爆破地。在离轮值班还有十六天就结束的时候，詹姆斯在仓库里发现了人体炸弹。让人难以接受的是，炸弹的载体是詹姆斯认识的卖DVD的12岁小男孩贝克汉姆。原本是要引爆炸弹，但詹姆斯最终还是拆除炸弹并抱出孩子的尸体。在离轮值班还有两天结束的时候，一个自称有家室、满身被人绑了炸弹的伊拉克男人来到美军检查站，希望他们能帮他拆除炸弹。詹姆斯还是奋不顾身地参与了，遗憾的是，由于时间有限（含有定时炸弹），没能拆完所有的炸弹。这些"英勇"的行为能说明詹姆斯不怕死吗？

从存在主义心理治疗的角度说，答案是否定的。有过治疗成瘾经验的人都知道，与我们平日里的赌博成瘾、酒精成瘾、电游成瘾、网络成瘾类似，詹姆斯存在对寻求个人存在感的成瘾。如果再进一步分析，这种"瘾"只是表面现象，埋藏在他背后的则是一种呐喊：我要如何面对人生的虚无呢？如何克服人的必死性呢？如何生活更有意义呢？可以这么说，詹姆斯试图用最激烈、最极端的方式来度过他的"存在性危机"。

同样地，如果从存在主义心理治疗的角度分析，无论是专注于出人头地，拼命地积累物质财富，还是忙于消费和娱乐、养生保健等，都可能由潜意识地否认或逃避存在性困境所致。换句话说，表面上不怕死的人，其潜意识里恰恰是怕死。

大量的心理学研究结果表明，意识到死亡的存在会引起多种反应，例如：更愿意接受积极的反馈，需要他人的恭维和鼓励；更需要肯定自我，表现得更专制，捍卫自己的观点时更坚决；增加冒险行为，至少在自尊需求程度较高的领域（如开车）；对奢华生活和物质占有的欲望增强；对健康的过度追求……

这就是说，对死亡和无意义的恐惧会在我们身上触发一系列的心理现象和防御行为，正如美国心理学家谢尔登·所罗门、杰夫·格林伯格等总结的：认识到死亡终至，使得我们刷爆信用卡，钟爱奢侈品和昂贵的轿车，往脸上涂抹化妆品或整形，像疯子一样飙车，渴望青史留名……

总之，从心理卫生角度说，人不怕死是不正常的。如果有人说自己不怕死，如果他不是得道高僧之类的大修行人，那么其背后的原因往往是"生不如死""精神障碍""灵魂被魔鬼控制"或者假装而已。

"内在小男孩"需要成长

一、剧情回眸

雷伊先生36岁，在他3岁的时候母亲就去世了，父亲约翰康斯拉独自把他抚养长大。雷伊与妻子安妮买下了一个农场，与女儿三人一起居住，他热爱家人和棒球，过着平淡的生活。

有一天，雷伊在玉米地里听到一个神秘的声音，"如果你盖了，他就会来"。他找不到声音的源头，而妻子和女儿都没有听到，但声音反复出现。他寻思着那个声音的意思是："如果我在田里盖个棒球场，那么赤脚乔（杰克森的外号，已故，优秀的棒球队员，他因球队诈输而被判终生停职）就会来打球。"妻子发现雷伊说到父亲时，第一次有了笑容，她全力支持丈夫去实现他的梦想。于是雷伊铲除玉米，建了棒球场，他在棒球场里跟女儿讲棒球运动员的故事，女儿也非常喜欢棒球。

棒球场建好了，没有人来，问题倒是来了，少了好几亩玉米的收入，若留下棒球场的话，可能连农场也保不住。不过终于有一天晚上，他们兴奋地看到赤脚乔（当然是幽灵）来到了他们的棒球场。赤脚乔说："自从被棒球委员会踢出去之后，我整个人都瘫痪了，我似乎听到在50年之后，一个老人醒过来搔腿的声音，那就是我。然而，有一天晚上我醒过来，闻到了球场的芳香，脚下踩着冰凉的草地，那是一种惊喜。这里就是天堂！"雷伊和他的偶像赤脚乔打了几个球。之后，赤脚乔球队的8名队员都来球场打球了，他们是那么地兴奋，好像获得重生。安妮、女儿都能看到球员，然而孩子的舅舅和外婆他们却看不到，反而认为他们一家子在戏弄人、雷伊精神有问题。

当雷伊以为自己已经把梦想实现了的时候，有一天，他又听到神秘的声音："抚平他的伤痛。"这回他们纳闷了，抚平谁的伤痛呢？他要去找到这些声音的答案。根据一些线索，雷伊推测要抚平泰伦斯孟的伤痛，并觉得是自然界的力量，让他去波士顿找泰伦斯孟，去芬威球场看球赛。妻子一开始觉得太荒谬了，加上经济危机，坚决反对，但当他们发现两人昨晚做了同一个梦，梦到雷伊和泰伦斯孟在芬威球场的时候，安妮还是兴奋地支持他去找泰伦斯孟。

几经误会和波折，雷伊和泰伦斯孟一起看球赛时，两人都听到一个声音"到远方去"，雷伊还看到屏幕上写着"月光葛汉、明尼苏达、奇思何姆、纽约巨人队、终生资料、一场比赛、零打击"。于是，他们来到明尼苏达州找月光葛汉。是夜，雷伊在外面散步时，发现时光倒流，他看到了老年葛汉医生并和他进行了一些交流，但当雷伊邀请葛汉去他的球场实现梦想时，葛汉拒绝了，他想留在这里，当医生也是他的梦想。

由于没钱还贷款，农场面临被卖的危机。雷伊不得不立刻回家，泰伦斯孟决定跟他回爱荷华，他一定要看看这个球场。在回去的路上，他们惊喜地发现，年轻的葛汉先生在路边等他们，准备搭上他们的车一起去球场。当他们回到家时惊喜地发现球场上已经有好多球队的球员，他们在比赛，这简直太难以置信、太完美了，葛汉在球赛中漂亮地击球！

小舅子马克拿着售卖农场的合同逼着雷伊签字，告诉他如果不签字的话，农场就会被拍卖，连住的房子也会失去，但遭到雷伊全家人的反对。在争论中，凯伦从高处掉下来，失去意识，正当安妮要去叫救护车时，球场上的葛汉跑过来，把噎在凯伦喉咙的热狗拍出来，凯伦得救了，但是葛汉回不到球场了。葛汉说没事，他要回家了。赤脚乔对葛汉说，"你真的不错"，葛汉没有遗憾地离开了。

最后，赤脚乔笑着说："如果你盖了，他就会来。"这时雷伊看到年轻时的父亲出现了，他想起那个声音"抚平他的伤痛""到远方去"。他恍然大悟地对赤脚乔说："原来是你说的？"赤脚乔说："不是我，是你自己！"

雷伊看到父亲意气风发，眼里闪烁着青春的光芒，他介绍父亲和他的妻子、女儿认识。雷伊称赞父亲是个好捕手，父亲感谢他盖了这座美丽的球场，这就是他梦寐以求的球场，这里就是让他的梦想成真的天堂！当父亲要离开时，雷伊邀请父亲玩接球，这是一种从未有过的感动和美好。

二、剧情解读

这是电影《梦幻成真》里的故事。

影片中的雷伊小时候因母亲早逝而缺乏母爱，又因为父亲喜欢棒球，所以与其他小朋友不同,他每天的睡前故事往往由棒球故事代替童话故事。少年时期的雷伊受不了的是父亲没完没了地和他玩接球,更受不了的是父亲不去实现自己的愿望,而是把那一切扔给他,逼迫他来实现,这使他的内心产生了对父亲的恨和厌恶,所以,在选大学时,他选了离家最远的学校。遗憾的是,青春期的赌气,使得父子俩阴阳两隔,雷伊后来再也没有见过父亲,直到父亲去世,父亲也没见过他的妻子和女儿。

从深度心理学的角度来说,这种经历在雷伊的心里留下了有待和解的情结,也有可能是他出现幻听的无意识层面的原因,他与泰伦斯孟曾经的对话就是很好的说明:

泰伦斯孟:你父亲后来怎么样了?

雷伊:他的棒球生涯一直没有成就,只好将希望寄托在我身上。在我10岁时,打棒球就像是吃蔬菜、倒垃圾那样平常。可是到了14岁时,我开始拒绝了,你能相信吗?美国小男孩居然不愿意和父亲玩接球。

泰伦斯孟:为什么是在14岁?

雷伊:因为我刚看完泰伦斯孟的书《摇篮般的小船》,从此不再和他玩接球。后来到了17岁,我把行李一装,说了些狠话就走了,我说,我无法尊敬一个把罪犯视为英雄的人。父亲的英雄是赤脚乔杰克森,我知道他不是罪犯,但我那时才17岁,在我能收回这句话之前,他就去世了,最后,只能去参加他的葬礼。

泰伦斯孟:你是为了赎罪。

雷伊:我不能让父亲复活。所以,至少能让他的英雄回来。

幸运的是,雷伊有重视非理性的妻子和女儿,她们都非常理解和支持他。他向妻子表达了内心的担忧:"我生怕会步父亲的后尘,我永远不能原谅他的老去，当我到他现在这个年纪，已经老得动不了。他一定也有过梦想，可惜没法去实现了，我猜他也曾听到过声音，却从来没有驻足倾听过，他从来没有做过率性而为的事，我不想和他一样。在心灵深处，我感到，这是最后的机会了。"此后，雷伊想去外地找泰伦斯孟，妻子尽管觉得有些为难，但最后还是同意了。令人惊奇的是，他们夫妻居然能在梦中见到相同的内容。影片的最后，雷伊见着父亲了，并和他一起玩接球。

几经波折之后，雷伊终于和"内在的父亲"和解了。从临床精神病学的角度说，雷伊如果没有得到家人的支持，没有去做这些事，或许真的会患上精神疾病。当然，这部电影需要我们从深度心理学层面或者超个人心理学角度去体会和理解，许多巧合要用分析性心理学家荣格的"共时性"和"历时性"去解读，不然是无解的。

三、延伸与思考

"内在小男孩"需要成长

心理学的研究表明，母亲对婴幼儿来说是最重要的人，婴幼儿的健康发展取决于母亲的关爱程度。在母亲给予照料和婴幼儿接受照料的相互作用过程中解决"信任感对不信任感"的发展矛盾。

跟前面许多影片中的男性一样，该影片中的雷伊很不幸，他在3岁的时候母亲就去世了，而父亲起到的替代作用又是非常蹩脚，这就容易导致雷伊在成长过程中形成恐惧的品质，也容易被所遇到的困境束缚，陷入自己意愿与他人意愿相互冲突的危机之中。在雷伊的身上，在青春期之前涉及与父亲意愿间的冲突，成年后涉及与妻子和其他亲人之间的冲突。

精神卫生科的临床经验告诉我们，如果这些缺陷在他的成长过程中没有得到及时而妥当处理，这类个体很容易在以后的人生中出现心理障碍，甚至精神疾病。影片中的雷伊就是如此，他在成年后出现的幻听觉就与其潜意识中的那个"自己"对父亲存在愧疚感有关。用分析性心理学的观点说，自从他母亲去世之后，雷伊的"内在小男孩"成长缓慢了，在赌气离开父亲以后，"内在小男孩"可能就停止了成长。但是，"内在小男孩"的需求依然是存在的，在长期被意识中的"男人"忽视之后，这种需求转变成了精神病性症状。

幸运的是，成年后的雷伊愿意去倾听"内在小男孩"的声音，并在现实生活中带着"他"成长，最终实现了与"内在父亲"之间的和解。

中国年轻的诗人海子就没有那么幸运，他也觉知到"内在小孩"的呼唤："在我内部，有另一个微弱的人，在呼喊、在召唤，召唤他自己。"遗憾的是，海子没有更好的办法带着"内在小孩"去成长，也没有及时去寻找心理医生的帮助，他选择了自杀。

在分析性心理学家眼中，我们每个男性的无意识中都有一个甚至几个缺少爱、需要拥抱与安抚的"内在小男孩"存在，"小男孩"们因为伤痛而拒绝长大，有很多"否定"的负面情绪和能量。同时，这些"小男孩"也很天真，有着无穷无尽的好奇心、表达欲和创造力。他们的存在是为了让我们探寻自己的来处。因为只有经过那些黑暗和伤痛，认清了内心的牢笼，才能离开它。这在电影《尼斯：疯狂的心》中表现得非常典型。

在精神卫生科，我们发现综合运用意象对话、角色转换、积极想象、正念冥想等方法，然后，在时机成熟时，像影片中的雷伊那样举行一个仪式，这是让"内在小男孩"成长的好办法。

我在临床心理治疗过程中，曾经遇到过一位王先生，他临近退休，却发现自己比以往易怒、焦虑，做事时犹豫不决，优柔寡断；工作时精神颓废。内心总感到有罪恶感，因为他对年轻女性产生了兴趣，甚至萌生了出去找"小姐"的念头，还想离婚，重新找个年轻的女性结婚。他生平第一次发现自己开始注重外表。我经过不断探索，终于发现，王先生的病因来源于小时候与父母之间的一份情结没有解决。原来，他的父亲曾经是个机修工，在王先生七八岁时，经常去看爸爸修理车子；他还提到爸爸的店里摆满了各种工具与零件，每到周末的时候，有时和爸爸在店里能玩上好几个小时……

然而，在王先生 11 岁时的某一天，一件沉重的机具从货架上掉下来，压死了父亲。不到半年的时间，母亲就嫁给了父亲生前的同事。直到多年以后，王先生才容许自己接受一种可能性，那就是：母亲可能是在父亲死前就已经有了婚外情。因为后来发生的各种现象也变得另有隐情了：王先生没被允许参加父亲的葬礼，父亲的遗物、照片全都没有留下，此后，也不允许他提到父亲……

不久，王先生开始住校，在学校也出现了麻烦，他对母亲的主要回忆是唠叨并责怪他在学校的不良表现，说他以前是那么聪明、懂事，在班上成绩好，为什么现在不再努力了？为什么变得不听话了？

有心理分析和存在主义心理治疗经验的人都知道，王先生现在的痛苦和烦恼与儿时所经历的丧亲有关。王先生的母亲当时无法照顾到他的痛苦，很可能是她有自身不足以为外人道的难处；当然，也有可能早在意外发生之前，王先生就很少有机会（至少在早年和母亲的关系上）容许她分享，让她了解王先生情绪中的实际状况是怎样的。

似乎，王先生对父亲死亡的哀悼，以及对母亲与新家庭的愤怒，已经无可避免地使他偏离了生命的常轨，将他的感觉和感受能力封闭起来，他放弃成为一个强壮有活力的男孩。他记得曾经耳闻母亲跟一个邻居说，她儿子"对父亲的死亡调适得不错"，事实上，仅仅一个清晰明了的线索，就足以看出来实情正好相反，这个线索表现在他的那些不良行为上，并且持续大半生，经过这些年，他未曾有过特别的亲密关系、喜悦或兴趣，整体来说是与生命失联了。他曾养家糊口，但妻儿对他而言，很少能带给他真正的快乐，在家庭生活中，他所能体会到的只是"生活"这个最空洞与普通的意思。

现在，他的心理逐渐浮现出来的是某种程度的罪恶感：包括非理性的、对父亲死亡的罪恶感（"我常想，如果当时我在场的话，有可能救得了他"），以及强烈的悔恨——他竟允许父亲的记忆如此快地在家庭的历史中被铲除（虽然在他心中消退得比较慢一些）；为什么他认同整个骗局与否认？因为这些正是母亲新婚成立的基础！他甚至开始怀疑那桩"意外"是否本质上比它表面的样子要更邪恶。更多罪恶感的来源也浮现了：他想和父亲在一起的渴望，造成了双亲的分离，以此为起因，导致了他所认定的婚外情。

他逐渐清楚的是，退休的逼近与相关的失落，再一次翻搅这些陈年未解的事务：王先生的"内在小男孩"的发育依然停滞在青少年状态。王先生面临的挑战，不只是他自身面临死亡的现实，还有一些怨恨与破坏的感觉，这些感觉在此之前，他不曾在自己身上看到。想要度过这个危机，需要具备涵容情绪的能力，而这也是他向来未曾有机会发展的能力；他花了近乎一辈子的时间，确定自己不会遭遇愤怒、沮丧与内在的混乱；在治疗的过程中，王先生失去的记忆慢慢地被揭开，他开始能够思考与体验某些感觉。他承受着巨大的痛苦，开始进行一件很重要但延迟已久的人格发展任务：让"内在小男孩"成长。

四、同类影片推荐

生命之树

（一）内容介绍

杰克先生是一名成功人士，他自己开了一家公司，但他总是有种无力感，找不到生活的意义。杰克在家排行老大，下面有两个弟弟，他有一位严厉的父亲和一位慈祥的母亲。在一个阳光的午后，杰克回忆起自己的少年时期，他重新审视父母与他的关系、家庭的影响、生命中的每个人。

他想到自己的出生，想到母亲抱着他，想到他在父亲的引导下蹒跚学步，父亲陪他玩游戏，母亲教他识字。父亲在庭院里种下一棵树，他学着和父亲给树填土，妈妈对他说，你很快就会高过这棵树。再到后来，弟弟出生了，妈妈抱着弟弟，他却觉得不太开心。妈妈会给他讲故事，而父亲会告诉他不可越过界限。

杰克渐渐地长大，他与父亲的矛盾也越来越多。父亲会因孩子们不遵守餐桌礼仪而要求他们离开餐桌，杰克觉得父亲会要求他们做他都无法做到的事。杰克问母亲，这世上为什么会有父亲这样的人，他看着父亲在车子底下修车，心里祈求上帝，带父亲走、让他死亡。

成年后的杰克在心里对父母说：工作上，我一直努力，每个礼拜我都会捐款，你们曾经的所作所为都令我挣扎，永远都是。

杰克一家决定搬家，他坐在车上，想着母亲说的："有爱才会幸福，若你不付出爱，你的一生只会是浮光掠影。善待他人，保持好奇心，永存希望。"

在回顾父母及兄弟之后，杰克重新遇见了生命中的每个人。

（二）精彩看点

根据精神分析创始人弗洛伊德的理论，该影片完整地呈现了杰克经典的"父权"式的人格发展经历。父亲对儿子自幼要求严格、苛刻，父亲曾经告诉杰克："你们兄弟三人是我一生的寄托，不然，我一无是处。你们是我的，也是我最想拥有的。""你们的妈妈太天真了，要想出人头地，就要有坚强的意志，若你真的强大了，人们会对你刮目相看。若你有所追求，就去做，别抱憾终生。"然而，父亲在他的内心可能对教育孩子的内容不认同，并深受其害。例如，有一天，父亲回家后沮丧不已，他说："我漠视一切，我狂妄自大，工厂倒闭了，我可以选择失业或者做苦力。""我以前所做的一切都是为了你们，想你变得坚强，变得成熟和坚守自我，或许我对你们过于苛刻，关于这一点，我很抱歉。"

在这种培养模式下，男孩们小时候很难从父亲那里感受到爱，也很难培养出爱人的能力。杰克就是如此，父亲教育杰克要喊他"父亲"，而非"爸爸"，在杰克想要说话时不准打断他的话。杰克表示这是父亲的家，不喜欢的话，可以赶他走。成年后的杰克发现，较之母亲，他更像父亲。

从心理卫生的角度说，这就是杰克在成功之后感到无意义的深层次原因。幸运的是，杰克在重新审视自己的人生经历之后，与生命中的每个人（包括他自己）重新建立了"链接"。借用修女的话，该影片告诉我们：

活着分为两种方式，一种是秉随天性，另一种是慈悲为怀，你必须选择其中的一种活法。悲悯不是为了给自身带来愉悦，而是包容他人的轻视、遗忘、憎恶，包容侮辱与伤害。天使使我们只图享受，让一切随己所愿，并希望掌控命运，不要偏离正轨。即使前路一片光明，被爱意浓烈包围，也有角落阴暗不幸。他们教导我们，没有人会因慈悲悯怀而得不到善终。无论多么困苦，我都会对你忠诚。

勇气和责任是成熟男人的必备品质

一、剧情回眸

米奇先生是广播电台的广告 AE，39 岁生日时，米奇发觉自己对工作提不起兴趣，对生活产生倦怠。其实，早在多年以前，米奇就有了"生日焦虑"，每次过生日时，他的身体总是会出现这样或那样的问题。

"你有没有这种困扰？自己正逢壮年，万事如意，心想事成，事业顺利……夫复何求呢？""生日快乐，米奇！"可寿星看上去并不开心，39 岁正值壮年，可米奇却觉得他的人生在走下坡路。

作为好哥们，菲尔和艾迪自然希望能"帮一把"米奇，他俩要送给米奇一个不一样的礼物——去西部体验一把牛仔生活。与其说他们希望米奇能出去放松一下，倒不如说他俩也正好遇到了人生困境，也想逃避目前的生活……

菲尔，一个对生命不满意的中年男子。他在岳父经营的超市里担任经理。在菲尔看来，这个岳父根本就是一个土霸，还有他妻子，极为彪悍，在她的长期欺压下，他敢怒而不敢言，只有消极抵抗。在外用装睡、沉默、装聋作哑来逃避"母夜叉"，暗地里另寻新欢来满足自己的需要。在米奇39岁生日聚会上，在超市里工作的一个20岁的女孩突然闯进来，告诉菲尔，她怀了他的孩子，这时，包括菲尔妻子在场的所有人都惊呆了。东窗事发，菲尔的婚姻、家庭、工作，瞬间毁于一旦。他没有勇气重新开始，他也需要借此喘口气。

艾迪，是一家体育用品店的老板，他不愿意过一成不变的日子，喜欢寻找刺激，如斗牛、跳伞，他都想尝试。他是一个在感情上不愿靠岸的中年男人，看上去总是嘻嘻哈哈的样子，外表勇敢，内心却不敢负责任。女朋友越换越年轻，虽然最后和一个模特儿结婚了，但他仍不想要小孩，怕被套牢。或许，他也想通过三人行重新找回男人气概。这次的度假就是他想出来的。

在米奇妻子的鼓励下，三个男人来到西部的一家牧场度假两周，但要学习从没接触过的骑马、套绳，之后还要跟着领队赶着牛群去另一个州。

米奇开始时像个"外强中干"的老头，只会不停地饶舌，好像怎么也学不会套绳，有点丧气，不过，在学习中，结识了他人生中到目前为止唯一的硬汉领队——柯瑞。他很厉害，出其不意的一个眼神、一个动作足以使不怀好意的恶棍们吓得魂飞魄散。他是个性情中人，单纯、老实、勇敢，还有睿智。柯瑞喜欢称这群前来度假的人为"城市乡巴佬"。在和柯瑞的相处中，米奇知道了这个硬汉的人生追求，那是有意义的选择。前行中，柯瑞告诉米奇，人生只有"一件事"；在柯瑞的"要求"下，米奇接生了一头小牛，为其取名诺曼。可惜，柯瑞在行程中，还是因牛仔的人生"硕果仅存，渐渐凋零"而安详离世，在荒郊野外，一群毫无经验的"城市乡巴佬"，在两个恶棍的带领下继续赶路，因为只有他们知道前方的路怎么走。

两个恶棍在寻衅滋事，被菲尔制服后偷偷地跑了，剩下的人里无人可带路，携带的粮食也所剩不多，米奇和大部分同伴一致认为逃命要紧，没必要再顾及这些牛了。而艾迪却义无反顾地想要承担将牛群赶至终点的任务，他不想让那些牛和自己一样被人遗弃。菲尔认同艾迪的做法。米奇不解，只好带着其他人返程了。

菲尔和艾迪两个人有点冲动、毛躁，手忙脚乱地赶着不听使唤的牛群，没想到，当他们对散开乱跑的牛群无计可施时，米奇赶着牛群回来了，此后，他们同甘共苦，继续前行……

有一天，突然降临的暴风雨天气使他们犯难了，挡在他们面前的是湍急的河流，但已经选择前行，就要不顾一切，最终他们决定赶牛过河。他们好不容易把大部分的牛都上了岸，米奇却发现小牛诺曼被困在河中，正随着河水浮沉，这只他亲手接生的小牛是他路程中一个有意义的收获，他毅然跳入水中去救诺曼，但他也被困在河中。菲尔和艾迪听到了米奇的呼救，转身前去相救，最后化险为夷。

终于，他们三人将牛群赶到了目的地，三位女士也在车站把自己的男人接回家了……

二、剧情解读

这是电影《城市滑头》里的故事。

影片中的米奇和两位好兄弟菲尔、艾迪正处于壮年，可是他们都处于各自的危机之中。米奇像个听话的乖孩子，在儿子和女儿面前都没有地位，更不要说在单位领导面前了，他不喜欢工作，但又不敢辞职；菲尔受压迫最甚，在三个兄弟中个头儿也最大，但要看岳父和老婆的脸色；艾迪就像个不想负责的男孩，只想冒险。从某种程度上可以说，这三个成年男人在心理上，都还处于未成年的大男孩状态，还在渴望父亲的认同，不想长大。这可以从他们关于"什么是最重要的一天"的对话中看到：

菲尔：什么是你最得意的一天？这辈子最快活的日子。

米奇：有生以来……7岁那年，爸爸带我去棒球场看球，我的第一场，穿过看台下的漆黑隧道，我抓着他的手，走出黑暗一看，好大的球场，翠绿的外野，红土的内野，青铜屋顶，记得吗？当时只有黑白电视机，我第一次看到有颜色的球赛，整场球我都在爸爸身旁，他教我记分……赛程表我还保留着。

菲尔：最惨的一天呢？

米奇：最惨……两年前，芭芭拉长肿瘤，把我吓得要死，最后检查得知是良性的，让我提心吊胆了一天。

艾迪：应该算是好日子！

米奇：怎么说？

艾迪：检查结果没事。

米奇：是啊，但是整天愁云惨雾的。

艾迪：但结果是好的，你真是杞人忧天，穷紧张。

米奇：（若有所思）是啊。

菲尔：我也有最得意的一天。结婚那天。还记得吗？在外面举行婚礼，艾莲很苗条，泻药果然有效，你们冲着我微笑，我爸站在前排，对我眨眼。知道吗？他平常面无表情，那天却眨眼睛。结婚我跑第一，工作有着落了，我觉得……我长大了，不再是嘴上无毛的混球，我做到了，长大成人，人生最快乐的一天。

艾迪：最倒霉的一天呢？

菲尔：婚后的每一天。

米奇：艾迪，你最得意的一天呢？

艾迪：……我14岁那年，父母大吵，因为老爸玩女人又被逮到。那女的公然来家里接他，我才知道他欺骗的不只是我妈，还欺骗了全家。我告诉他，我说你是个坏蛋，我们不爱你，我来养家，我们不要你，他举起手要揍我，我没躲闪，结果他转身就离开了，再也没有回来，从此，由我照顾妈妈和妹妹，那是最棒的一天。

菲尔：最糟的一天呢？

艾迪：同一天。

在三兄弟协力赶了两周牛群的过程中，米奇和菲尔的内在力量迸发出来了。两个恶棍在欺负米奇时，激起了长期被欺压的菲尔的血性，这一次，他奋勇将两人制服，就在众人崇拜之时，他才反应过来自己刚才的勇猛表现，他做到了"反抗"，他在米奇和艾迪面前痛哭了一场。米奇在自己接生的小牛诺曼被水冲走时，用绳子套住了它，与小牛在洪水中共生死，当菲尔和艾迪发现后，去救了他们。当所有人都想放弃牛群逃生时，艾迪却要自己继续赶牛，并说以前只是冒险，这次不一样，是责任。可以这么说，三个人的"男子气"都已经成熟了，这可以从他们在车站告别时的对话中看出：

菲尔：我不再自怨自怜，你说得对，米奇，我要重来，现在开始为时未晚。

艾迪：我要回家了（生孩子去）。

米奇：终于想通他（柯瑞）说的话——"什么是人生的秘密？（柯瑞当时伸出一根手指）只有一件事，坚守一个目标，不管其他事情。"（具体是哪一件事，那要问自己）我知道这是什么意思了，需要自己去想。见仁见智，每个人皆不同，那是对你而言最重要的事。当我泡在河里，心里只有一个念头，其他的都不见了，只有一件事很重要。

米奇对着妻子、儿女自豪地露出了真心地笑容，当妻子说："既然你不喜欢工作，那为何不辞职呢？我们不会有事的。"米奇答道："不，我不辞职，我会做得更好，一切都会做得更好。""今天是我最快乐的一天。"终于，他找回了自己。

三、延伸与思考

勇气和责任是成熟男人的必备品质

该影片中的米奇显得懦弱，只会喋喋不休地饶舌，而且还存在"死亡恐惧"，有些像"妈宝男"，他在渴望和找寻"父亲"。很幸运，他遇到了老牛仔柯瑞。柯瑞跟米奇在林中独处时，在米奇身边磨刀，要求米奇接生小牛，米奇的勇气和力量在这一过程中得到了培养。还有，在他成功地接生了小牛诺曼之后，米奇是在充当诺曼的"父亲"。在滔滔的河水中，米奇大有与诺曼共生死的姿态，把男人的"父性"发挥到了极点。此外，在逃离困境的过程中，米奇中途折返，与两位朋友肩并肩地共渡难关，表现出了成熟男人的勇气和责任。米奇培养出"男子气"的过程，颇似某些传统文化中的"养猪"。据美国神话学家约瑟夫·坎贝尔在《追随直觉之路》中的描述，这里的"养猪"会有两个阶段：

一个阶段是针对小男孩，另一个阶段是针对长大点的男孩。父亲会给男孩一头猪仔当宠物。这样，男孩就不再黏着母亲，而将注意力分散到猪仔身上；他要为小家伙负责。他要学习不再依靠他人，要有担当。一旦他把全部的心思放在猪仔身上了，父亲便教他如何宰杀那头猪仔，以学习如何牺牲自己所爱之物。在宰杀猪仔后，男孩还要把猪肉吃了，并会再得到另一头小猪。

没过多久，男孩阳刚的生活会进入另一个阶段，也就是竞争阶段。竞争性也同样会转移到猪仔身上，方法是敲掉猪仔上犬齿，使下犬齿不受阻碍地发展。猪仔的牙齿不仅往外长，还会弯曲，再卷回来，令人纳闷的是，卷回来的牙齿会穿过那可怜的下巴长出来。猪仔开始要受苦了。它吃不下任何东西，也无法长肉，变成了一只瘦弱而有灵性的猪。你们都知道瘦而有灵性的人类是什么样子。

无论如何，猪的獠牙穿透下巴后会继续长，并形成另一个圈圈，如果你够幸运且够用心的话，獠牙就可以形成三个圈圈。在獠牙成长的每一个阶段，男人必须从自己养的猪中，选出一头杀掉，这么一来，在他真的养出一头带三圈獠牙的"大猪公"时，壮观的猪公就等价于数不清的普通猪仔了。每杀掉一头猪，男人也可以跟着改名；他的灵性阶级也提升了，如同一位真正的秘密社团成员一样。

我们谈到了狩猎世界单纯且充满阳刚味的童子军神话。我们也看到栽种世界的女性神话。我们刚才又谈到灵性阶级的阳刚神话。在其中的每个阶段，男人都变得更加了解冥界的奥秘。整个迷宫主题都和这个神话密不可分。想一想现在发生了什么。不但男人的灵性生活和猪的獠牙长度息息相关，而獠牙的长度也象征着男人持续成长的内在自我。这头猪现在成了一头有灵性的猪了。在男人离世之前，必须牺牲自己的那头长了壮观大獠牙的猪公；这样，他就可以吸收那头猪公的能量。如果在猪公被杀之前，男人就死了，那没有人敢去宰杀它，除非这个人也有一头带有同样圈数獠牙的猪公,否则,他的灵性力量将无法承受猪公被杀时所释放出来的能量。

最后,男人终于离世了,他带着来自那头猪的灵性力量,踏上通往冥界的路途。他会在路上碰到冥界的女性守护者,在他前面画出通往冥界的迷宫地图,随之又擦掉其中的一半。男人必须知道如何重现地图,他在秘密社团中曾学过。他呈上生前杀死的那头猪的灵魂,作为给冥界鬼魂的吃食,接着,他踏着火焰通过冥界的火山,来到了舞之王国。

菲尔似乎没在情感上或者价值观上与妻子的家庭建立起"链接",他或许只是贪图她家的经济条件,所以委屈和压抑自己的需求,在妻子面前表现出唯唯诺诺,像个"小媳妇"一样,他与岳父之间的关系俨然一副中国式的"婆媳关系"。心理学知识告诉我们,被压抑的需求必定会寻求变相的满足,对菲尔来说,就是出去找"小三"了。在旅途中,可能两个恶棍的表现有些类似他的岳父,触动了菲尔潜意识中的"点",导致他男性力量的爆发。当菲尔意识到自己的这份力量存在时,他选择了重新生活。

艾迪在青少年时期,无法认同自己的父亲,在与父亲对抗的过程中夸下海口,却发现自己又没有能力担当,这就导致他成年后对婚姻和养育孩子产生了恐惧心理,他像个"大男孩"一样,只求刺激,害怕长大,害怕责任和担当。在旅途中,他学会的是责任。

如果从存在主义心理治疗的角度说,人生仿佛是一条缓慢的河流,不论你采用何种生活模式,永远要面对死亡、自由、孤独、无意义等主题,唯有展现出勇气和责任,或许人生才会过得顺利,这也是森田疗法中"忍受痛苦、为所当为"的深层次意义。

四、同类影片推荐

天气预报员

（一）内容介绍

戴维先生是一名没有气象学文凭的气象预报员，他每天工作 2 小时，基本上就是照本宣读，每年能有两万四千美元的收入。因为是在电视上播出的节目，在生活中经常有人能认出他，要请他签名，或者询问天气情况，戴维总是非常暴躁，因此，经常引起冲突，有人向他砸东西，比如可乐、苹果派。戴维百思不得其解，觉得自己生活不检点，被扔东西是一种报应。

戴维的生活并不如意，他和妻子诺玲分居了，儿子迈克和女儿雪丽跟妻子生活。以前他和妻子经常争吵，比如妻子让他去买鞑靼沙司，他因其他事物干扰而忘记买了，却撒谎说卖完了。他们无休止地争吵，儿子、女儿很无奈，儿子去打游戏，女儿苦恼地躺在房间里。后来，他们觉得这样争吵对孩子不利，就分居了。

戴维的父亲罗伯特很优秀，在 28 岁时就获得了国家图书奖章，33 岁时获得普利策奖，总统称他为"国家的财富"，他还和总统参加过一次壁球比赛，他是个了不起的作家，但是他对家庭的关心比较少。有一次，戴维送父亲去医院体检，特意把《你好美国》节目组寄来的预约函放在副驾驶，希望父亲能看到，但父亲根本没有注意。戴维喜欢写小说，把自己写的书给父亲，父亲还没有去看。经检查，父亲得了淋巴瘤，已经扩散，生命只剩下几个月了。

戴维觉得他在父亲眼里是个背离家庭、没有气象专业文凭，却在播着天气预报，常被人砸、到处乱搞的儿子，是个糊涂蛋、废物。戴维希望父亲别急着离开，给他一些时间来重振，等他获得《你好美国》节目组的职位。

有一天，戴维告诉父亲他收到了《你好美国》节目组的预约函，正在努力与诺玲重新开始，希望孩子们在纽约有新的生活。当得到父亲的肯定后，戴维非常高兴。戴维接受了《你好美国》节目组的工作，在工作中有活力、有激情，当有人认出他并让他签名时，他不但会同意，也会平静地回答别人的提问，人们再也没有向他扔东西。

（二）精彩看点

戴维在成长过程中，由于父亲在家庭中经常缺席，他显得有些自卑和懦弱，总是活在对"父亲"的渴望中；他因缺乏"父性"，老婆决定离婚，儿女都成了"问题少年"，在社会上也得不到认可。对成年男性来说，真是有些失败。

幸运的是，戴维开始学习如何"做"父亲。当雪丽不愿去学习射箭时，戴维就自己去上课，后来他特地给女儿买了更容易上手的箭，耐心地教她，但雪丽还是没有兴趣。通过询问，戴维了解到雪丽当初想学射箭，就是为了射死动物，即狩猎。他告诉雪丽，可以用箭射靶子而不是动物。他碰到儿子时，向他表达自己对他的关心，告诉儿子他常常把车子停在外面看着他们，还表扬儿子吉他弹得不错，鼓励儿子努力学习就能得到心仪的相机。

有一次，戴维与雪丽交谈，问她过得怎么样，雪丽都回答很好，尽管事实上并不好。他们又谈论关于绰号骆驼蹄子，戴维尽力保护雪丽不受伤害，之后带她去了商场，建议她长大了，要改变穿衣服的风格，并给她买了合身漂亮的衣服。雪丽也更加自信了。

儿子迈克不久前刚从戒毒所出来，戒毒所里的辅导员堂波顿异常热心地关心他，给他买衣服，邀请他去自己家里吃饭，给他拍照，主动借钱给他买相机。但就在戴维他们在纽约时，迈克又被抓了，因为他把戒毒所辅导员的车子敲了，辅导员指控迈克要抢他的钱包。事实上，辅导员是一个同性恋，在获得迈克信任后，借邀请迈克去看电影的机会，对他进行性骚扰。后来，戴维痛打了辅导员，把事情摆平了。从分析性心理学理论说，戴维的内在原型从早熟的"万事通诈骗家"发展成"完整的魔法师"。

此外，在父亲临终时，戴维不仅从他那里得到了肯定，也学到了如何成为"成熟的男人"和"父亲"：

1. 要得到有价值的东西，你就得做出牺牲。难做的事情和应该做的事情，往往是同一件事情。凡是有意义的事情都不会容易，成年人的生活里没有"容易"二字。

2. 人总是会担心自己的孩子，不管年纪多大，总是有要照看的东西。我已经读了你写的书。我也是练习了好多次，后来就会写了，你做天气预报员也是这样。

3. 对这种狗屎人生，我们必须扔掉一些东西，你还有时间。

第三章
男性中老年期的人生主题

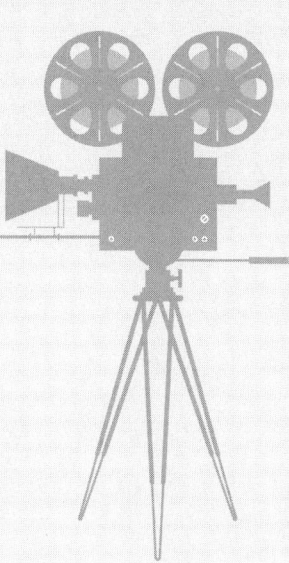
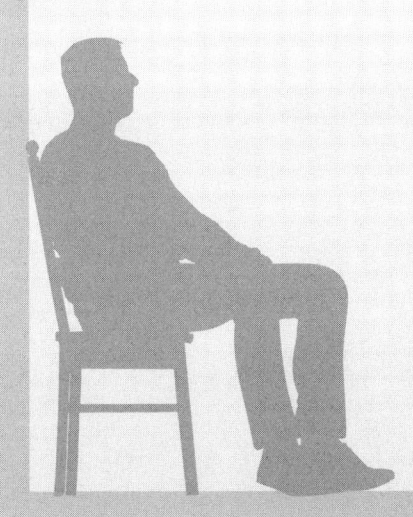

> 你必须准备好沐浴在你自身的烈焰之中：你怎么可能重生呢，如果你不先化为灰烬？
>
> ——尼采

从分析性心理学的角度说，在人的后半生，对家庭、团体及社会的责任和奉献处于其生活的主导地位。埃里克森曾经总结出人的后半生的发展任务是无私地关怀其他人，特别是下一代人，他将这种态度称为"生成"。换句话说就是，关心的品质和智慧的品质主要见于这一时期。埃里克森还提出，不仅所有的人生发展阶段都是依次相互联系着的，而且最后一个阶段和第一个阶段也是相互联系的。例如，老人对死亡的态度影响着幼儿的人格发展。他说："如果儿童的长者完美得不惧怕死亡，儿童也不惧怕生活。"因此，自我超越在人的后半生不只是一种美德，更是一种需要。

本章通过对 10 部电影的解读，结合深度心理学理论和存在主义心理治疗的经验，对中老年期的男人经常遇到的主题，如中年危机问题、退休问题、孤独问题、虚无问题、死亡问题、处理曾经的未竟之事问题等进行深入剖析。

人生是一个不断选择的过程

一、剧情回眸

瑞恩是一位中年男子，长得高大英俊，作为一名裁员专家，他的大部分时间是乘飞机奔走各地，为各公司裁掉多余的人，他曾经的人生目标是乘坐飞机积攒 1000 万英里的里程数，从而晋升为终身超白金尊享会员。瑞恩曾经不相信爱情，不相信婚姻，他会与所遇到的心仪女人眉来眼去，但不能被束缚，他认为每个人最终的结局都是孤独地死去。瑞恩工作得心应手，他对自己的"空背包理论"也很满意。

有一次，在达拉斯，瑞恩认识了商务美女艾历克丝，两人一见钟情，他们的激情与家庭背景无关，是"随性"的，是一种荷尔蒙迸发的行为。与此同时，另一个女孩娜塔莉·肯纳出现了，她是公司的新人，一年前，大学毕业后跟男朋友来到该公司所在的地区。娜塔莉开发了一种网络系统，无需在各地奔波，只要通过在线视频就可以完成瑞恩他们原来的工作。由于这个项目能大幅度地降低旅途成本，深受老板的青睐，但瑞恩对此表示强烈的反对，其部分理由是：这么做，有悖伦理。

为了让娜塔莉完善自己的网络系统，老板要求瑞恩带着娜塔莉实习，以便深入了解工作的环境和内容。无奈之下，瑞恩只能同意，开始不那么愉快地同行。娜塔莉工作的积极性很高，而瑞恩却显得小心翼翼，不断提点她。在面对那些需要工作支持家庭经济的普通人们时，娜塔莉感觉有些气馁，这时瑞恩又会鼓励和支持她。

在工作之余，娜塔莉问了瑞恩一系列关于人生历程的事情，均被瑞恩"完美回击"。他们来到酒店，娜塔莉还是疑惑地问瑞恩："你不怕孤零零地死去？""……相信我，人人都会孤零零地死去。"瑞恩的回答戳中了娜塔莉的泪点。娜塔莉抑制不住心中的落寞，在酒店大厅里放声痛哭，因为跟她准备通过网络裁员类似，她的男朋友大有"以其人之道还治其人之身"的风范，不久前，他在短信里和她说分手。

瑞恩受妹妹所托，在旅途中帮她拍摄由纸板、风景合成的小夫妻"周游世界"的照片。有一次，纸板不慎落入水中，为了捞回纸板，瑞恩还跌入水中。之后，瑞恩邀请艾历克丝参加他妹妹的婚礼，他俩在瑞恩的出生地参观了他曾经上学的学校，度过了几天幸福的时光。在妹妹的婚礼那天，新郎出现了"恐婚综合征"。在妹妹的要求下，瑞恩找到新郎并试着担起劝说使命，即使他自己也认为婚姻确实不是一件好事。但结果，劝说成功了。在婚礼上，瑞恩和艾历克丝拥舞，又送了一束鲜花给她，为她披上外套，此刻的两人就像是老夫老妻一样幸福地微笑……

经历这些之后，有一次，瑞恩在"空背包理论"的演讲中，突然停了下来，直奔机场，他坐上飞机去芝加哥找艾历克丝了。他本想给她惊喜，却是先来了个惊讶，她是个有家庭的人。瑞恩从艾历克丝之后的来电中恍然大悟，知道自己只是她生活中的调味剂而已。而娜塔莉在知道自己曾经裁掉的一位女员工跳桥自杀了之后，她开始怀疑自己的工作模式，她选择辞职，去了别处应聘，令她意外的是，自己竟然得到了瑞恩的推荐。

回到公司的瑞恩致电航空公司，希望把自己的一部分里程数给妹妹和妹夫，他俩需要实现自己的梦想。这时，老板进来要求瑞恩继续出差，瑞恩选择了接受。瑞恩的工作在继续，人生目标已达到，机长说这是第七张白金卡，瑞恩也是突破1000万英里中最年轻的人。当瑞恩从机长手中接过那张有分量的卡片时，他并没有原来想象中的激动，用"我属于这里"来回应机长。瑞恩继续飞，飞往的下一站：那是他内心的选择，是他的一种意义……

二、剧情解读

这是电影《在云端》里的故事。

影片中的瑞恩是一个生活在"云端"的人，他以飞行为家。如何评价瑞恩呢？网络上主流的观点是：瑞恩的心无法"落地"，也在逃避着现实；瑞恩给别人灌的心灵鸡汤在自己这里却无法实现，仅仅是空谈而已；当瑞恩已领悟时，一直被他"玩"的人生也狠狠地"玩"了他一次。诸如此类。

"一千个人眼中就有一千个哈姆雷特"，对瑞恩的评价也是如此，我无意批评上述观点，但觉得这些评价挺"中国式"的。就像修禅的三个境界"看山是山、看山不是山、看山还是山"一样，如果从存在主义哲学和心理治疗的角度说，瑞恩的人生也可以分为三个阶段。

第一个阶段是笃信"空背包理论"阶段，瑞恩经典的演讲词如下：

你的生活有多重？想象一下你正背着一个包，我要你们想象一下，背带勒在肩膀上，感觉到了吗？现在我想让你们把生活中所有的东西都塞到包里，从小件开始，比如书架上及抽屉里的小玩意、收藏品，感觉这些东西的重量，然后开始收拾大件的，如衣服、桌上电器、台灯、毛巾、电视……背包现在已经相当重了，接着收拾更大的，如沙发、床、餐桌，全都放进去，车也放进去。你的房子，不管是一间单人公寓还是一套二居室，我想让你们全都塞进背包里。现在试着走两步，很困难吧？这就是我们每天做的事情，我们不断地给自己增重，直到寸步难行，然而，行动就是生命。现在，我要把这个背包烧了，你们想从里面拿出来什么？照片？照片是给没记性的人准备的，喝点防治高血压、心脏病方面的饮料，然后烧了照片吧。事实上，烧掉所有的东西，想象着明天醒来后，什么都不必担负，很令人兴奋吧。

你有一个新背包，只是这次，我要你把它装满人。从泛泛之交开始，到朋友的朋友，再到公司的同事，再到那些你信任的人，愿意和他们分享你内心秘密的人，你的堂兄妹，你的姑姑、阿姨，你的叔叔、舅舅，你的兄弟，你的姐妹，你的父母，最后到了你的丈夫，你的妻子，你的男朋友或是你的女朋友。你要把他们都装进那个背包里，放心，我不会让你们一把火烧掉背包，感受那个背包的重量。没错，你的人际关系是你人生中最重要的部分。你感受到背包的带子勒得有多么紧了吗？与他们的协商和争执、秘密和妥协，其实你不需要承受那么多重量，为什么不放下那个背包呢？有些动物生来就是为了互相扶持，一辈子都要生活在一起，如命运多舛的情人、终生厮守的天鹅，我们不是那些动物，我们运动得越慢，死得越快，我们不是天鹅，我们是鲨鱼。

在存在主义者看来，世界的本质是虚无的，人的本质是自由的也是孤独的，我们的确不应该过多地被外在的物质和肤浅的关系所束缚，瑞恩也是如此身体力行的。不过，从深度心理治疗的角度说，这一阶段，瑞恩的行动还是显得有些盲目，或者可以说，他曾经的行为模式，只是他防御"孤独"和"无意义"的反应，这一点可以从他与新郎的对话中看出来：

新郎：我想我没法结婚。

瑞恩：你为什么今天才说？

新郎：嗯，昨天晚上我躺在床上睡不着。我就开始想婚礼，想结婚仪式，想我们买房一起生活，我们会有一个孩子，然后，有第二个，然后，是圣诞节、感恩节、春假，参加孩子的橄榄球比赛，然后，转眼他们就要毕业了，然后，孩子找工作、结婚，然后，我就成爷爷了，然后，我退休、脱发、发福，再后来，我就死了。我忍不住去想，这样，有什么意义？……这样，有什么意义？

瑞恩：意义？

新郎：我这是要干什么？

瑞恩：吉姆，这就是婚姻。这是世上最美好的事情之一，这是人们向往的事。

新郎：你都没有结过婚。

瑞恩：那倒是。

新郎：我是说，你甚至都没有尝试过。

瑞恩：嗯，尝试的定义各有不同。

新郎：我不清楚，只是似乎你比我那些已婚的朋友更开心。

瑞恩：……我不想说谎，婚姻很讨厌。你是对的，这一切是你走向死亡的过程。我们都坐在时间的车轮上，我们无法放慢或暂停它。最终，我们的生命都会结束……没有意义。

瑞恩看着窗外的妹妹,想起自己进来的目的。

瑞恩:但你试想一下,在你人生中最珍贵的回忆、最重要的时刻,是独自一个人吗?

新郎:不,我想不是的。

瑞恩:再想想这个,昨晚,婚礼前夜,当这些想法萦绕在你的脑海时,你俩是不是不在一个房间?(昨晚,新娘回公寓了,新郎待在蜜月套房里)是不是有点孤单?

新郎:是的,挺孤单的。

瑞恩:有伴侣的人生才更加美好。每个人都需要副驾驶员。

新郎:外面的情况怎么样?

新郎来到新娘身边,他在恐惧面前选择了面对。婚礼如期举行。

第二阶段,是怀疑"空背包理论"的阶段。具体表现在以下方面:当娜塔莉提出运用网络替代面对面的裁员工作时,瑞恩的反应非常激烈,其理由是裁员也需要建立在情感层面的互动基础之上。瑞恩在与艾历克丝的互动过程中发现自己内在有别于本能反应的爱,用心理治疗中的术语说就是"情感链接"。瑞恩在帮妹妹他们拍照、跟"恐婚"的准妹夫交谈、把里程数转让给他们的过程中,是在践行自己心底的那份爱和"链接"。

第三阶段,是选择"空背包"的人生。该影片的最后,瑞恩选择了继续飞,用他回应机长的话说是"我属于这里"。从存在主义心理治疗的角度分析,对瑞恩来说,以后的飞、以后的裁员工作已经是他内心深处的选择,而不只是完成老板的指令,是他的一种"意义"。从某种程度上可以说,瑞恩选择了直面孤独,他选择了"存在"意义上的自由,选择用独特的工作方式应对人生本质——虚无。显然,这一阶段的瑞恩与第一阶段的瑞恩不能同日而语。

三、延伸与思考

人生是一个不断选择的过程

在精神卫生科工作，我不断遇到有父母带已成年的子女过来就诊的，他们要求医生给看看孩子是否有病。经过了解，有些父母因孩子不想结婚、不想找对象、不想生养孩子，以及有同性恋倾向而苦恼。我听完父母的问题后会习惯性地问他们一个问题："孩子愿意做心理咨询吗？如果不愿意，就请尊重他们的选择。"他们马上会反驳："以后他们会后悔的。"我有时会跟父母们再说上一句："那也是他们自己的事。"然后，我观察父母的脸色，那是一脸的惊愕和无奈，或许他们心里会想："这位心理医生的心理是否正常？"

存在主义心理学家科克·施奈德经常向人们提出如下比喻：

如果我告诉你，你将要进行一次"伟大的冒险"，并且为这次冒险得到所有的装备——食物、帐篷、衣服，那你会怎么想呢？

如果我进一步告诉你，你将在这次旅行中体验到宇宙令人恐怖和惊异之处，一路上，你将要遇到一大批各种各样的存在物（beings）——人类的和非人类的，每天你都有机会对一种全新的生活方式感到惊异、受其触动和产生遐想，那你又会怎么想呢？

最后，也是真正关键的：如果我告诉你，你要花费大约 80 年的时间来完成这次旅行，在大约 80 年之后，你要进行一次更令人着迷的和更不可思议的旅行，那你又会怎么想呢？

如果把这三个比喻代入我们自己的人生，难免会使人产生毛骨悚然之感，但这是生命旅程中无法逃避的"存在性"困境。可以这么说，孤独就是我们的灵魂，我们没有办法可以逃避，只有去面对和享受。我们大部分现代人与此正好相反，他们由于害怕独处，害怕寂寞，而选择从众或随大流的人生。

下面举两个心理学研究的案例，说明一下我们日常中的从众行为：

案例一：研究人员让一个人乘坐电梯，电梯内早就预设好三个实验员。当一个不知情的被试者进入电梯后，三个实验员突然一致转向左边站立，被试者犹豫两秒后也转向了左边；紧接着，三个实验员又转向了右边，被试者虽然疑惑但也随着转向了右边。随后，三个实验员又不停地调整方向，而那个被试者也一直跟着他们转来转去。

被试者显然不知发生了什么，但他可能会给自己找好几种理由来解释：为什么那三个人会在电梯里转来转去，也许，最初他心中觉得他们三个是可笑的疯子，但不幸的是，他不再坚持"在电梯里好好站着"，反而跟他们一样，像傻瓜似的转来转去。

案例二：7名男大学生被组成一个小组，参加社会心理学家阿希所谓的"知觉判断实验"，但是，只有编号为6的被试者才是真被试者，其他均为实验助手，但6号对这些并不知情。实验非常简单，就是比较两根线谁长谁短。实际上，只要这个人没有视力问题，线的长短一目了然。起初，几轮测试都没问题。然而，1号突然做出了错误回答，紧接着，除了6号，所有人都赞同1号的判断，那么，6号是否动摇了自己的答案呢？这个实验被实验数次后的结果显示，当被试者在独立判断时，正确率超过99%，但随他人一起判断时，做出错误选择的比例为37%，76%的人至少有一次迫于群体压力做出了错误选择。

可以看出，从众或随大流要付出代价，它会让自我消失。法国社会心理学家古斯塔夫·勒庞在《乌合之众》中说："他们从未渴求过真理，他们对不合口味的证据视而不见。假如谬误对他们有诱惑力，他们更愿意崇拜谬误。谁向他们提供幻觉，谁就可以轻易地成为他们的主人；谁摧毁他们的幻觉，谁就会成为他们的敌人。"的确，看一下我们周围就可以发现，忙碌的人们成为时代大机器的齿轮，成为一个机器人，他们被各种群体、信息、数据等控制住了，他们的生命变得空虚无聊，毫无意义。

因此，从存在主义心理治疗的角度说，在虚无、死亡、孤独、无意义等基本生命主题面前，我们唯一能做的是不断地选择，选择自己愿意过的生活方式，任何人都没有权利干涉。影片《当尼采哭泣》里的尼采先生的行事方式，比上述影片中的瑞恩先生极端得多了。

四、同类影片推荐

当尼采哭泣

（一）内容介绍

布雷尔医生受美女莎乐美之托，准备给伟大的哲学家尼采进行心理治疗。莎乐美告诉布雷尔说尼采患有折磨人的头痛，但却希望布雷尔医生能治疗他承受的最深切的绝望，她还要求必须让尼采相信只是在治疗他的头痛。

尼采与布雷尔见面了，但不愿过多地讲述自己的情感问题，并且对布雷尔关于"压力"一说显得抗拒，认为布雷尔是为了巩固自己的权威，或许是来控制自己的。布雷尔在无计可施时提出了"专业上的交换"，他治疗尼采的头痛，尼采治疗他的绝望，甚至提出他的动机是拯救自己的生命。就这样，尼采同意了。

尼采把布雷尔的问题列了一个单子，布雷尔也把自己最主要的问题讲述给尼采听：两年前，布雷尔接手了患有歇斯底里病的波尔塔。不幸的是，布雷尔爱上了她。波尔塔的母亲与布雷尔的妻子是朋友。一天，她们在一起打牌，波尔塔病发，说自己怀了布雷尔的孩子，这导致布雷尔的妻子不允许他再见波尔塔。于是布雷尔把她转介给其他的医生。但波尔塔说的一句话"你永远是我生命中唯一的男人"，让布雷尔陷入了长期的痛苦之中。

在尼采的治疗之下，布雷尔觉知自己潜意识中的挫败感、害怕衰老、死亡恐惧。在尼采的指引下，布雷尔终于发现："没有波尔塔的生命，是无色的生命"，而且病人"波尔塔"与他母亲的名字相同，他在潜意识中从未真正让母亲离开。布雷尔认为自己生命中所珍爱的唯一事情是履行了对妻儿的职责，但尼采却指出："要想真正地成就你的孩子们，你就先成就你自己。而对你的妻子，让她越出你给的牢笼，把这个牢笼打破。"这些话让布雷尔有些不舒服。

为了延续从未活过的感觉，回到家中的布雷尔让弗洛伊德对其进行催眠。在催眠状态下，布雷尔为了自由离开了妻儿。他原以为自己的自由垂手而得，但他竟然发现波尔塔在花园里与另一个男医生亲密得像对情侣，而且波尔塔还深情地对着那位医生说："你永远是我生命中唯一的男人！"这对布雷尔来说是无法言喻的打击。一无所有的布雷尔感到很痛苦的时候，尼采的声音响起："无就是有……为了变强大，你必须根植于虚无。学会面对你最孤独的孤独……"布雷尔让自己从此焕然一新，他也从事了一份新的工作——在多瑙河河畔的度假小城里当服务生。但弗洛伊德与莎乐美的出现让他惊慌失措。他翻越栅栏，穿越丛林，躲过快速的火车，来到河边。弗洛伊德在其身后一路追随。走投无路的布雷尔忘记自己不会游泳的事实，纵身一跃跳进了河里……催眠过后的布雷尔如释重负，他知道了怎样"过别样的生活"。

此后，布雷尔感到了真正的自由，而尼采还是选择孤独上路。

(二) 精彩看点

本影片改编自存在主义治疗大师欧文·亚隆的小说，讲述了三个很有意思的话题：一个是来访者与心理治疗师共同成长的问题，该影片中的心理医生布雷尔表面上看事业有成，家庭幸福，然而，事实上并非如此，在尼采和弗洛伊德的催眠之下，布雷尔的潜意识中的"存在性困境"问题浮出了意识表面："我害怕衰老和死亡。我盲目地还击。在绝望中，我袭击了我的妻子。

在没有救赎可给予的人手中寻求救赎。"

第二个是哲学的治疗作用。尼采在《查拉图斯特拉如是说》中是这样说的："有些人无法解开他们自身的枷锁，然而，却可以救赎他们的朋友。"欧文·亚隆的另一本心理治疗小说《叔本华的治疗》，更是一部实实在在讲述哲学治疗的著作。遗憾的是，在我们的文化体系和教育传统中，哲学的教育基本上是盲点，这就导致我们的社会中有大部分的心理咨询师缺乏哲学取向，更不要说普通的老百姓了，这给如何促进来访者独立人格的养成并促使其成长带来了很大的困难。

第三个是孤独的话题。跟《在云端》中的瑞恩先生一样，本影片中的尼采先生最后也是选择了孤独上路，这或许是一些从众、合群者所不喜欢的方式，但却是人生的实相。尼采是这样说的："我们会有朋友，彼此之间会变成陌生人，理应这样。我们不愿彼此隐瞒或遮蔽真相，就像我们必须为它感到惭愧。我们是两只船，各自有各自的目标和路线。最后，布雷尔医生，我们必须成为彼此的陌生人，因为这是我们必须遵循的定律。"

中年危机的背后可能是生命觉醒的开始

一、剧情回眸

汤姆是一位中年男子，长得高大魁梧，他在家乡的一所学校教英语，并且是一名橄榄球教练，他的妻子莎莉是一名医生，他们育有三个女儿。

汤姆的童年并不快乐，他的父亲亨利是个渔民，脾气暴躁，母亲莱拉是个美丽出色的女人。他父母之间的关系并不和睦，他们常常争吵并会拿孩子出气。汤姆在家目睹过父亲的蛮横，而母亲表面上对父亲唯唯诺诺，却会偷偷地用猫粮做食物给父亲吃。每当父母吵架的时候，三兄妹就会逃避，躲到一个宁静平和、没有痛苦与烦恼、能够抚慰心灵的地方，他们会一起手牵手潜入水下，直到有一个人再也无法忍受，才会往上游。

汤姆13岁时，在一个暴风雨的夜晚，他正与母亲、妹妹在家里玩乐，三个男人闯进家门，强暴了母亲和妹妹，汤姆也遭受鸡奸，并被威胁："如果你敢动，我就割断你的喉咙。"刚回家的哥哥路克用枪打死了两个男子，还有一个男子被母亲在背后用刀砍死，母亲告诉孩子们不能把这件事说出去。等父亲捕虾回家时，全家人跟往常一样没事似的开着玩笑。那时，汤姆把路克当成了神，开始在心里埋下了深深的自卑。

由于母亲不时用不爱他们来威胁孩子，汤姆自幼似乎对母亲就存在恐惧和厌恶的心理。有一次，汤姆在学校跟一个富家子弟发生矛盾，被母亲强行带去那个孩子家赔礼道歉，结果被那个同学的父亲在书房狠狠地教训和威胁，而母亲不仅不维护他的利益，还不断恭维那个有钱的男人。后来，他母亲在与父亲离异后嫁给了一个富有的男人，并把他们所居住的小岛卖给了政府，哥哥路克在维护利益的过程中被政府人员用枪给收拾了，妹妹莎瓦娜去纽约生活了……

成年后的汤姆喜欢开玩笑，他是谈话过程中转移话题的"高手"，他不愿与妻子亲近，有好几次，两个人在试图交流的过程中不欢而散。莎莉曾经对汤姆说，路克去世已经有两年了，但她越来越不能感受汤姆对自己的感情，而汤姆表示："这不关你的事，我已经不清楚自己对任何事物的感觉了。"

在去纽约看望自杀未遂的妹妹莎瓦娜的过程中，汤姆接触了妹妹的心理医生苏珊·露温斯汀。在交往中，苏珊希望他尽可能提供一些莎瓦娜的童年往事，莎瓦娜曾表示自己对过去的一切已经遗忘，汤姆表示自己厌倦妹妹总是自杀，也厌倦总是帮助不了自己的心理医生，苏珊表示自己绝不会放弃。为了妹妹，汤姆答应去做尝试。

在第二次交谈中，汤姆说了一些童年的事，苏珊从汤姆的言语中察觉到他对母亲的怨恨。汤姆说母亲烧掉了莎瓦娜的日记,因为她记录了家里发生的不愉快的事,当被问到是什么事时,汤姆再次顾左右而言他。莎瓦娜因为不想被母亲看懂,所以开始写诗,是母亲造就了一个精神病患者。汤姆说父母亲的优点就是生了路克和莎瓦娜,他们都很优秀、热情、不服输,而他只是一个普通人。苏珊安慰汤姆,现在你的哥哥已经死了,你的妹妹还在医院,你一定有做的正确的事情。

接下来的一段时间,汤姆开始与苏珊诉说莎瓦娜的往事,在不知不觉中,他对女人特有的情感复苏了,汤姆和苏珊产生了情愫。汤姆在教苏珊儿子打橄榄球时,显得"男子气"十足;在参加苏珊的丈夫赫勃组织的晚宴过程中,赫勃羞辱了汤姆,而汤姆用自我解嘲的方式解决,而不是暴怒和吵架。但当赫勃言语中对莎瓦娜和苏珊进行羞辱时,汤姆逼着赫勃向其妻子道歉。这时的汤姆也显得"男子气"十足。

在和苏珊度过一段契合的感情生活的过程中,汤姆重新学会了爱人。有一天,汤姆接到了莎莉的电话,他要回家了。苏珊对汤姆说:"我爱你,是因为你是那种最终会回家的男人。"而苏珊·露温斯汀的名字从此也永远刻在了汤姆的内心,康复起来的莎瓦娜决定开始写她的新诗《浪潮王子》,献给他的哥哥——汤姆。

回家后的汤姆从此生活在妻子和孩子身边,过着平凡的生活,但他非常知足。

二、剧情解读

这是电影《浪潮王子》里的故事。

影片中的汤姆处于中年危机状态,他自己是这么说的:"六周前准备离开妻子,我想抛开一切……"而他的妻子也感受到了汤姆的疏离,并与医院的一名医生产生了感情。汤姆曾经在给莎莉的信中写道:"我想念你,我想要亲近你,我不知是什么原因使我如此疏远你,很抱歉令你失望了,我似乎让所有想从我身上寻找亮点的人失望了……"为了避免孩子重蹈他小时候的覆辙，汤姆在女儿们面前一直伪装得很好，表现幽默，然而，这并没有瞒过大女儿的眼睛，当大女儿质问他时，他是这么回答的："我该怎么应付你们这些聪明的女人。"

从心理治疗的角度说，由于汤姆幼年时的母亲是一个"坏母亲"的形象，她欺骗、威胁、虚荣，这就导致他内心深处对女性的恐惧自始至终没有消除，成年之后，对母亲的愤怒以及与妻子的疏离均与此有关。用汤姆自己的话说："小时候，我认为她是世界上最出色的女人，我并非是第一个错看母亲的儿子。"

另外，在跟哥哥一起成长的过程中，路克自始至终展现的是一种男人的力量。例如，在汤姆与母亲和妹妹遭到强暴时，是哥哥救了他们；在母亲把小岛转手卖给政府时，路克不愿意，提出了抗议，并炸了一处工地。这就更加导致了汤姆"男子气"的萎缩和压抑。

所以，当苏珊安慰他时，汤姆表示自己并没有为路克哭泣，因为哭泣也挽回不了他的生命。是的，从心理分析的角度说，汤姆很大部分是在为自己的懦弱而哭。这时，苏珊却希望他哭泣，因为这样能够挽救汤姆的生命。对汤姆的疗愈来说，苏珊起到了"好母亲"的作用，他被接纳、被爱，他俩曾经有过如下的对话：

汤姆：你知道我初见你时的想法吗？

苏珊：什么？

汤姆：我想天哪，她恨我，她为什么让我觉得自己那么蠢。

苏珊：你现在感觉如何？

汤姆：现在，我觉得她怎么这么令我愉快，因为她爱我。在遇到你之前，我都在沉睡着，而我自己竟然没有觉察。

汤姆回家了，他在心底感谢这位"积极的母亲"，他在影片结尾是这样说的：

> 是她使我能够回家……她改变了我的心意，她改变了我。我第一次感觉，我能对生命中的女人有所回馈，这是她们应得的，在妻子和孩子面前，能够面对我的人生、我的命运。我是老师、教练，也是一个广受爱戴的男人，这些已远远足够。我在纽约学会必须爱父母，尽管他们有缺陷——愤怒的本性，在家庭中没有不可原谅的罪行，但是，如今是生命之谜支持我，我朝北方看，我希望每个男人和女人都能有两段人生。

三、延伸与思考

（一）中年危机的背后可能是生命觉醒的开始

孔子曾经提出："三十而立，四十而不惑。"他的意思是说，三四十岁这段时间，是一个人最好的一段岁月。对男人而言，中年无疑是事业的上升期，用时髦的话说就是"如日中天""男人四十一朵花"。然而，对现在的中年人来说，情况似乎并不总是如此。近年来，"中年危机"成了热门话题。从"34岁老来得子"到"保温杯泡枸杞"，再到"人到中年、职场半坡"……"中年危机"这个词弥漫网络。该影片中的汤姆也是如此，他在中年时，事业和情感都遇到了麻烦。

的确，对许多现在的中年人来说，他们大部分人都是上有老、下有小，内有家、外有活，四面八方的压力同时施加己身，很容易出现迷失的状态。曾经有一个摄影师去给黑豹乐队拍照，看见鼓手赵明义端着保温杯喝水，不禁感慨："不可想象啊！当年如铁汉一般的男人，如今端着保温杯向我走来。"网友纷纷调侃："人到中年，喝啤酒都想放两粒枸杞""记住，中年危机最后的倔强，是绝不拿泡着枸杞的保温杯"。

有人对"中年危机"的表现进行了总结，主要有以下方面：形象变化、青春行为、萎靡不振、对家庭失去兴趣、冲动决定、喝酒增加、怀旧、不忠等。为什么会这样呢？中年危机到底是怎么回事呢？有人提出："所谓中年危机，多因不思进取。"还有人认为，中年危机主要由自身的生理变化、父母的离世、事业遇到瓶颈期、家庭生活平淡、经济压力等方面的原因引起的。

不可否认，上述因素会让一个人陷入"危机"和"迷茫"的状态，甚至出现情绪和行为的障碍。然而，在心理卫生工作者看来，事情并不是那么简单，"中年危机的背后可能是生命觉醒的开始"。我们精神卫生科临床观察到，所谓的"中年危机"涉及以下方面的内容：

（1）对曾经给自己带来无穷乐趣的生活及现有生活方式极其不满意；

（2）对生活中有亲密关系的人出现厌倦心理；

（3）想要冒险，做一些从来没有做过的事情；

（4）体验到了死亡和丧失；

（5）对人生的意义和自我价值感到怀疑。

有精神分析和存在主义治疗经验的人很容易看出，这些感觉的背后是死亡恐惧、无意义、自由与限制等基本的"存在性"困境。套用存在主义哲学家的话说，人是"被抛入世上的"，而不是自己选择的；人是"向死的存在"，本质上是孤独的；生命本身并没有意义。

如何破解"中年危机"呢？分析性心理学家荣格曾经提出："对已到中年的人来说，要想懂得生命和生活的意义，就需要体验自己的内心。"是的，心理治疗的临床经验告诉我们，"中年危机"的表现可能是我们的"灵魂""潜意识"在向我们传达：

（1）以前的"年少轻狂"和"初生牛犊不怕虎"的行为可能是错误的；

（2）重视物质的同时不能忽视精神的追求；

（3）生命是一种存在而不是占有；

（4）生活除了忙碌之外，还需要诗意。

因此，当你出现"中年危机"的表现时，请先停下脚步，做一些正念或内省，看看自己的"灵魂"/"潜意识"里想告诉你什么。如果你正视了，把生活方式改变了，就是"生命觉醒的开始"。如果这时你仍是我行我素，而专注于出人头地、拼命地积累物质财富、忙于消费和娱乐、忙于养生保健，那么，你就有可能成为"娱乐至死的生物"了。

（二）"大母神"是男性恐惧的根源

从荣格派分析性心理学理论来看，该影片中的汤姆对母亲的愤怒和对妻子的疏离，背后牵涉一种男性恐惧的原型——"大母神"。汤姆说的"小时候，我认为她是世界上最出色的女人，我并非是第一个错看母亲的儿子"的深层含义就是如此。

西方神话中有一则著名的斯芬克司之谜：狮身人面兽斯芬克司每天都在问过往的行人一个问题："有一种动物，它在早晨的时候是四条腿，在中午的时候是两条腿，在晚上的时候是三条腿，这个动物是什么呢？"过往的人答不上来，就被狮身人面兽吃掉了。年轻的俄狄浦斯在路过的时候，说出了最终答案："这个动物就是人。"斯芬克司大叫了一声，跑到悬崖边跳了下去。在荣格派分析性心理学家看来，这位"斯芬克司"就是一位"大母神"，她不知吞吃了多少个男人。

这就是说，相对女性来说，所有的男性在无意识深处都是毫无优越感的，而是充满着对女性的原始恐惧。这在东西方文化传说中都有表达。例如，东西方文化传说中都存在的"阴齿（有牙齿的阴道）"一说，在心理分析学中，除与男性潜意识中的阉割焦虑有关外，"阴齿"的传说还象征着女性的性侵略性。精神卫生科的治疗经验告诉我们，许多男性的性功能问题、夫妻情感问题、家庭关系问题，都可能涉及无意识层面的"大母神"。此外，中医药体系中出现的"肾虚"现象,也属于"大母神"恐惧在医学中的叙事。

如何破解呢?唯有当男性感受到被接纳、被爱、被尊重时,他才有可能放下对"大母神"的心理防御,全身心地去享受各种人类之爱,正如影片中的汤姆对苏珊充满了感激和爱意:"是她改变了我,我第一次感觉自己能对生命中的女人有所回报。"

这个主题将在《和心理医生看电影》系列第三本"女性篇"中进行深入的论述,有兴趣者可以去阅读。

四、同类影片推荐

寻找幸福的赫克托

(一)内容介绍

赫克托先生是一位年轻的精神科医生,与女友卡娜一起生活,他们每天作息规律,安于现状,墨守成规。在生活中,女友像照顾孩子一样照顾他的日常生活。在工作中,赫克托每天都会倾听病人的心事,但他渐渐地发现,没有办法给病人更好的建议,因为他都没有感受到真正的幸福、快乐。他经常梦见自己开着飞机自由地飞着,却被人掐着脖子。

有一天,赫克托在工作中遇见一名来访者,显得有些神经质,很像一名灵媒或女巫,她兴奋地拉着赫克托的手边看边说:"天啊,你看,你马上要开启一段旅行,你会感受到不一样的爱……"赫克托立即予以否认,说他不会做一切出格的事。然而,当来访者出门前说出了赫克托初恋的名字时,赫克托内心中的某一个"点"似乎被触动了,他再也不能很好地控制自己的情绪,再也无法忍受自己像流水一样平淡的生活。在工作中赫克托会情绪爆发,觉得自己像个骗子,不能给患者带来幸福,给的建议也都毫无建设性。他告诉卡娜自己决定去旅游,去找寻真正的快乐。卡娜问他归期,他说不知道。

赫克托在旅途中结识的第一位朋友是银行家爱华。在飞机上，因为赫克托没有笔，爱华借给他一支钢笔，并表示这支笔比他的车还要贵，一定要记得还。下了飞机后，爱华表示愿意带他去体验一下真正的快乐，于是他们去了上海最豪华的酒店，吃昂贵的晚餐；爱华还带赫克托去了娱乐场所，在那里，赫克托遇到了一个女人映丽，他们相谈甚欢，一起在店里喝酒玩乐。之后，又一起回酒店，赫克托本想送映丽回房间，而她却直接跟着进了赫克托的房间，他们在房间里接吻，等映丽洗完澡，赫克托已经睡着了。第二天，赫克托约映丽出去吃午饭，此时，有一个男士突然出现，打了映丽并把她拉走了，当赫克托去阻止的时候，却被告知他的朋友付了昨天的钱，但没有付今天的。

赫克托接下来去了西藏，他向僧人请教快乐的秘方，僧人在起风的时候兴奋地邀请他到房子外面观看在阳光下被风吹起的风马旗，并在那开怀大笑。

结束亚洲之行后，赫克托决定去非洲找米高——他的朋友，在非洲某个医院的急诊科工作。在去非洲的飞机上，他碰到了一个非洲的妇女，她热情地邀请赫克托去她娘家吃烤番薯。赫克托到达非洲后，来到一家酒馆，遇见了毕迪高，他是一名大毒贩，他的妻子患有抑郁症，虽然多次治疗但效果并不好。赫克托给他推荐了一个医生，想给他留电话时却发现没有笔，毕迪高借给他一支钢笔，之后联系了他推荐的医生，取得了满意的治疗效果。在返回酒店的路上，赫克托意外地连人带车被抢走了，他被抢劫犯关在了监牢里，准备任其自生自灭，幸运的是，毕迪高借给他的钢笔救了他一命。在离开的时候，赫克托在奔跑的过程中，感受到了快乐，他回到酒店后开始和人尽情庆祝。

结束非洲之行后，赫克托决定去洛杉矶找他的初恋艾诗，一个心理学家。在飞机上，赫克托帮助了一位刚做完脑瘤手术的患者，做了一回很好的倾听者。

在旅途中，赫克托与卡娜有过几次视频联系，但过程并不愉快，他们的感情出现了很大的危机。卡娜在知道他去见艾诗后有些歇斯底里，他们激烈地争吵。在接受柯教授情绪分析仪检查的开始阶段，赫克托所有的情绪都像是被阻隔了。这时，赫克托再次接到了卡娜的电话，在与她交谈的过程中，赫克托的情绪出现了剧烈变化，艾诗问这是哪种情感，柯教授表示："这是一切，是包含一切的极光。"

这时，赫克托也知道了真正的"快乐之道"，也理解了僧人所说的"眼界再高点"，以及那位奇异来访者说的"这就对了，不要再伪装"的意思。

（二）精彩看点

该影片中的赫克托先生过着很像我们日常中许多人的生活，表面上看是一个事业有成的精神科医生，年纪轻轻就拥有了很多患者，每天程序化地进行着如流水一样的生活。然而，他又像是患上了"职业倦怠综合征"，似"丁丁历险"的梦，一次次地敲打着他的内心。这就是说，赫克托意识中的自己和潜意识中的自己并没有协调好，他们不断地交替，抑或是拉锯。

赫克托的旅行就像是一系列的"悟道"或心理咨询过程。跟盲人摸象类似，赫克托在旅途中，总结出了15条有关快乐的感悟，分别是：

（1）人比人，气死人；

（2）很多人以为有钱有名就是快乐；

（3）许多人认为快乐只在未来；

（4）快乐可能是，同时爱多于一个女人的自由；

（5）有时快乐是难得糊涂；

（6）逃避不快，非通往快乐之路；

（7）快乐就是实践天职；

（8）快乐是有人爱真正的我；

（9）烤番薯；

（10）恐惧是快乐的障碍；

（11）快乐是充满生命力；

（12）快乐是懂得尽情庆祝；

（13）聆听就是爱；

（14）怀念不代表回到过去。

不可否认，这些条目能给某些人在某些时候带来短暂的快乐，但不具有普适性。至少对赫克托来说，这些条目带来的快乐是有限的。不然，在赫克托接受检查的时候，就不会出现"所有的情绪都好像被阻隔了"的状况。只有在赫克托体验到"爱才是所有感情的基础"时，他才有可能在心底与女友建立情感的"链接"，在生活中安于生命中丰盛而随意的规律，在工作中真正开始耐心倾听病人的心声。这对我们大众的生活也具有借鉴的意义。

如何面对"退休综合征"

一、剧情回眸

时针指向了下午五点，空荡的办公室里有一位老人，他凝视着墙上的钟表，起身拎起公文包走了出去，这一刻，他正式退休了。这位老人就是66岁的华伦·施密特先生。

退休后的施密特先生心情复杂，好像被世界抛弃了似的，好在他有一位贤淑的妻子海伦做伴儿，并收养了一个贫困家庭的孩子，他每个月给孩子寄上22美元，不管孩子能否收到信，他都会经常给孩子写信告诉他自己的所遇、所感、所思。

在第一封信中，施密特向孩子描述了自己的失落：当我还是个孩子的时候，我总以为自己与众不同，仿佛我命中注定将成为一位伟人，虽然不一定能比得上亨利·福特或是华尔特·迪士尼，或是其他什么人，但也应该是相当重要的人物，你知道吗？……我雄心勃勃地准备着有朝一日能创建自己的公司，直到最终发展成巨大的商业帝国，无人不知，无人不晓，你知道吗？也许能排进《财富》杂志500强，你甚至会在书上看到我的成功事迹。不过……事情并没有像我所期望的那样发展……

施密特退休后，没多久，他的妻子突发脑血栓去世了，女儿珍妮带着即将结婚的男友兰德尔来到家里。遗憾的是，他们很快就回去工作了，留下无人照顾的施密特，他很孤独。施密特似乎对这位女婿很不满意，希望珍妮能趁机再好好考虑一下她的人生，是否选对了人。但在这个问题上，父女俩有很多的分歧。没办法，施密特还是送他们去登机了。

孤独的施密特在怀念中整理家里的物品时，无意间发现了海伦的一些情书，她出轨过！施密特无法接受这样的事。他极其愤怒地将房车中属于海伦的遗物全都扔掉，还去找了那个"情人"，竟然是曾经的朋友，愤懑之情难以纾解。回到家中，施密特终于肆意地站着小便了一回。

施密特决定出去旅行，寻找自己新的方向。在接近女儿所在的城市时，施密特给她打了一个电话，告诉她："我想给你一个惊喜，我要来看你，差不多就快到了。珍妮，我考虑了很久，你对我很重要，我们在一起的时间很少，我想放弃在奥马哈的生活，和你在一起，我们也该父女团聚了。"结果是他却不受女儿欢迎。失落的施密特重新启动了车子，看看他在出生地的老房子、母校及博物馆，同样，他也没受到热情接待。

施密特依然给养子写信，他现在喜欢把内容反过来写，例如，在第三封信中，他是这样写的："亲爱的恩杜戈，你还好吗？我很好，一个星期以前，我决定开车出去旅行，同时，顺路前往丹佛出席珍妮的婚礼。珍妮一再恳求我早点过去，帮她安排婚礼的各种准备工作，但我告诉她，我需要给自己留点时间，因此，我决定去看看那些我久违了的地方，我生命中有很多时光在那里度过……"

在施密特旅行到布法罗时，他认识了一个热情的男子，邀请他去他们的房车里做客，之后男主人出去买酒，女主人一语道出了施密特表面上和颜悦色、深思熟虑、彬彬有礼和说话风趣，内心其实很沮丧，除了丧妻之痛外，还有一些更深层的东西，比如愤怒、恐惧、孤独……这些话戳中了施密特的内心，他像遇到了唯一的知音似的，不自觉地将头埋在了女主人的怀里。女主人继续安慰他，却不想被理解与温柔感动的施密特突然亲吻了她。自觉唐突失礼的施密特赶紧驾车离开了。

施密特来到珍妮的婆家，尽管她的婆婆非常热情，但他感受到的是这户人家的自私和粗俗，女儿珍妮似乎不怎么在乎他。饭后，施密特还是极力劝阻珍妮的婚事，却引起了女儿极大的反感。

在婚宴上，施密特进行了得体的发言，并出钱支付了女儿女婿所有的旅行费用，然后回到自己的家中，他从信箱中发现了来自养子恩杜戈的第一封来信（当然，他只有6岁，只能是他的照看者代笔），还有一幅恩杜戈本人的画。画中，大人牵着小孩的手在阳光下欢呼。这时，施密特老泪纵横……

二、剧情解读

这是电影《关于施密特》里的故事。

该影片中的施密特似乎遇到了"退休综合征"。他感觉不到存在的意义，他辛苦工作了一辈子，却被新人很快替代了。在家庭方面，施密特似乎从来没有与妻子建立过情感的"链接"，从他给养子的第一封信中可以看出，他是这样写的：

海伦是我的妻子，她从来不允许我冒险。我的妻子和女儿难道不让我倍感骄傲和满足吗？难道这不是我一直在追寻的？我和海伦结婚42年了，以至于后来几乎每天晚上，我都在问自己一个同样的问题：这个住在我房子里的老女人到底是谁？（开始抱怨妻子）她为什么总是让我烦恼不已？比如她还没有走到汽车旁，就急着从包里把车钥匙摸出来；还有她会花很多钱去购买那些荒唐的收藏品，把根本没问题的食物扔掉，仅仅是因为包装上的有效期过了（施密特用鼻子闻了确认后，会从垃圾桶里捡回食物再放到冰箱里）；还有她就像是着魔了一样，热衷于到新开张的餐馆去品尝那些海味；还有当我想讲话的时候，她老打断我；我讨厌她的坐姿，以及她的腋臭；到现在和她都过这么多年了，她甚至一直要求我坐在马桶上小便，尽管我一再保证会抬起马桶盖和垫圈，事后再把它们放下来，但她就是不同意！

更糟糕的是，他的妻子还出轨过，对象居然是施密特的一个哥们，他的女儿似乎对他也不亲密，当他想给女儿惊喜，告诉她马上就可以到她家时，两人发生了如下的对话：

施密特：如果我一口气跑下去应该能赶得上吃晚饭。

女儿：哦，我不同意，爸爸，这不是个好主意。

施密特：不会吧，这样应该很好。别告诉我，你的婚礼准备工作不需要我帮忙，我会帮你筹办的。

珍妮却说，他们全都准备好了（其实不是），等他回到家打个电话就好了。对一个60来岁的老男人来说，这样的人生貌似彻底地失败了，这种无意义感和孤独感是难以忍受的。

在布法罗邂逅女主人时,施密特的生命出现了转机,他告诉女主人:"我能告诉你一些事情吗?我才认识你,不过一小时而已,但我感觉你对我的了解,甚至超过了我的亡妻。尽管我和她有长达42年的婚姻。42年啊,也许我该早点遇到像你这样的人。"尽管搞得很狼狈,但施密特终于明白了自己痛苦背后的那份孤独。如果明白了原因,疗愈也就有了可能,在一个繁星之夜,施密特坐在车顶望向天空,开始内省:

海伦,在你的心底深处,你认为我是什么样的人?我是你希望嫁给的男人吗?是我吗?或者你很失望,但因为善良而不愿表明?我原谅了你的事,我原谅你们,毕竟那是很久以前的事了。我知道我并不是人中龙凤,我让你很失望,我很抱歉,海伦。你能原谅我吗?你会原谅我吗?

这时,一颗流星滑落,施密特认为那是海伦,他继续前行,不过,他的精神状态已经出现了转机,正如他在给养子的第四封信中所写:

恩杜戈,我要告诉你,这次旅行非常有意思。今天早上,我在野地里从睡梦中醒来,整个人都变了,焕然一新。这么多年,我第一次感到如此的朝气蓬勃。

我知道我想要什么了,我知道我该做什么了,再也没有什么能阻止我了。

遗憾的是,施密特在女儿的婚礼后又感到了绝望,他又给养子写了第五封信:

亲爱的恩杜戈,珍妮的婚礼获得了空前的成功,他们现在正去阳光明媚的地方度蜜月，当然是要我支付一切的费用了。

　　我知道，我们都是这个广阔世界中的小人物，我想你也许非常希望能够和别人有所不同。但我又做了些什么呢？这个世界有我之后会变得更好吗？我只想做该做的事，我想说服珍妮，让她明白自己犯了一个大错，但我失败了，我现在对此无能为力。我已软弱无力，我是个失败者，而且还没法逃避。很快，我就会离开这个世界，也许20年后，也许明天，但这都不要紧，一旦我死了，还有那些认识我的人也都死了，我就好像从来没有存在过一样，我的存在对谁有意义呢？我找不到答案，根本没有人需要我。

幸运的是，当施密特收到养子的那幅画时，终于感受到了自己存在的意义。

三、延伸与思考

如何面对"退休综合征"

对男人来说，退休是人生的一道分水岭，就像影片中的施密特，他在职场中似乎做了许多事，用我们通俗的眼光看，他的职业生涯是成功的。正如他的一位老友在欢送晚宴上借着酒劲对在场的所有人说的：

　　我对退休有种看法……而我也想在这里大声地告诉你，华伦……所有正当盛年的小伙子也可以听听……那就是所有的这些祝福，全都毫无意义，这顿晚宴也毫无意义，社会保险和退休金也毫无意义，所有那些泛泛之谈全都毫无意义，真正有意义的……真正有意义的事情，华伦……是你把自己的一生奉献给有意义的事业，以自己的聪明才智效力于一家好公司，嗯，一家全国第一流的保险公司，你成家立业，广受身边人尊敬，还有伟大持久的友谊。在这段职业生涯的最后时光，一个人回顾了这一切后，可以说"我做到了，我完成了我的工作"，那么，他算是功成名就，可以退享荣华富贵，这远不是用金钱能够衡量的。所以，在座的各位年轻人，好好看看这位真正的成功人士吧。

真的是如此吗？至少在施密特的潜意识中值得商榷，他并没有实现年轻时的抱负；他对自己的情感生活似乎并不满意，一直处于敷衍的状态；女儿又与他疏离。年轻时，施密特因工作的忙碌而掩盖了内在情感的需求，在退休之后，各种情感方面的需求及孤独就浮上了意识层面，让他逃无可逃。

这种现象在我们精神卫生科经常遇到。有些人因失眠、焦虑、躯体不适等症就诊，还有些"离谱"者，因"老牛吃嫩草"被家人逼着来就诊。我就在临床遇到过一位王先生，他临近退休，却被头脑中的怪念头纠缠——想离婚，王先生自己也知道，这个想法不正常。自结婚以来，妻子虽然谈不上漂亮，但也一直很贤惠，对他百依百顺，把他的生活和家庭照顾得非常好。他的这个想法对妻子不公平。但他内心有另一种声音：如果不离婚，再这样过下去，万一哪天早早地死去，自己的人生就没有了，也许会更后悔。

为什么会这样呢？

在心理治疗师看来，有些人临近"退休"而出现抑郁、焦虑且伴随人格退化的危险现象并不少见。我曾经在一个月内就接诊过几例。从心理分析的角度看，对个体来说，失去固定的工作，作为一种外在支持的结构，内在整合会受到威胁；对那些欠缺自我内在的创造与想象资源的人而言，工作中的固定模式可能长期为他提供了如"龟壳"一般的用处；当妥善建立的习惯必须被打破，而且同事的陪伴也失去的时候，人可能会痛苦地觉得缺乏任何其他的目标与意义。这就是我们通常说的"退休综合征"。

人们可能会用一些措施来逃避不舒服的感觉（不论这些感觉是丧志、失败、空虚、无意义或嫉妒），但这些措施都是心理治疗师司空见惯的现象。在社会中，如果年老者感到被忽略或不被重视，他们就会像影片中的施密特和案例中的王先生那样屈服于某一种冲动，想要与时间竞赛，想尽法子通过努力来"证明"自己的青春活力以打败老化的身体。从分析性心理学的理论看，这类个体的人格发展往往停留在不成熟的原型——"梦想家"的状态，而不是"完整的爱人"。

与影片中的施密特类似，莎士比亚笔下的李尔王年老时也试图通过破坏女儿的婚姻来逃避孤独。在《李尔王》这部戏的开篇，李尔王要把女儿柯蒂利亚嫁给一个来自大陆的王子（显然是勃艮第公爵）。他已经把两个女儿嫁了出去，柯蒂利亚是他最小的一个、也是他最珍爱的女儿，是他的欢乐所在。虽然她已经到了谈婚论嫁的年龄，他不想把她嫁出去。对他来说，失去柯蒂利亚就意味着失去了一切，这也是他活着的理由。为了破坏这门婚事，他谋划了一个计策，即爱的测试。结果是，他自食其果，国土全都分给了大女儿和二女儿，柯蒂利亚因没分到一寸土地而远嫁他乡，另两个女儿原形毕露，迫害自己，这是何等的孤独啊！

存在主义哲学家萨特曾经提出："孤独是人类处境的基本特征，个体需要创造生活中的意义，又觉察自己孤身置于宇宙，觉察到那种空虚，孤独感就会在这种冲突之中。"《红楼梦》也对"存在性"孤独进行过精辟的描写：

> 世人都晓神仙好，只有金银忘不了！终朝只恨聚无多，及到多时眼闭了。
>
> 世人都晓神仙好，只有娇妻忘不了！君生日日说恩情，君死又随人去了。

世人都晓神仙好，只有儿孙忘不了！痴心父母古来多，孝顺子孙谁见了？

如何破解这种"存在性"孤独和无意义呢？该影片的最后告诉我们：爱是"存在性困境"的唯一解药。弗兰茨·卡夫卡在《城堡》中对此也进行过精彩的描写：

我知道，与偌大的宇宙相比，我们太微不足道了，我知道，我们什么也不是；在如此浩大的宇宙中，似乎没有任何东西，在某种程度上既能淹没人，又能使人重获信心。那些计算，那些人无法理解的力量，完全不可抗拒。那么，究竟有没有我们可依赖的东西？我们虽然已陷入幻想的泥潭中，但其中尚有一样真东西，那便是爱。此外，什么都没有，完全是空的。我们跌入了一个巨大的黑暗迷宫，我们怕极了。

是的，精神卫生科的临床治疗经验告诉我们，中老年人需要解决的一个人生课题是，把重心从外在世界转向家庭内部，与家人建立情感"链接"。电影《寻找幸福的赫克托》中的主人公赫克托先生就是如此，他花了很长的时间周游世界，最后得出的唯一结论是：爱是所有感情的基础。

四、同类影片推荐

尽善尽美

（一）内容介绍

尤德尔是一位单身的"老男人"，他是作家，有些怪癖，讲话刻薄。他的邻居是个非常帅气的同性恋小伙——西蒙，他是个画家，还养着一条小狗。尤德尔非常讨厌这条狗，有一次，他把它弄到地下室的垃圾箱里，当另一位老先生发现时，狗在那里吃尿片上的屎，西蒙和同伴弗兰克知道是尤德尔有意为之，这激起了他们的愤怒，若不是西蒙及时拉住他，尤德尔就吃到了拳头。

尤德尔锁门、开灯时要重复至少5次，洗手要按照程序进行，身体不允许他人碰，决不踩到地面上的任何线条，他要在固定的小餐厅进餐，坐同一个位置，由同一位女服务员——卡罗尔招待。有一次，尤德尔发现他一直坐的位置，被其他人占了，卡罗尔建议他坐在别的位置。他在大厅转了转，之后就对着坐在那的小夫妻说了一些尖酸刻薄的话，气得他们没吃完就离开了，而尤德尔却有点小得意。他终于坐下了，从怀里拿出了自带的餐具，按顺序在桌上摆放整齐，点了想要吃的东西，卡罗尔提醒他那样吃不好，没想到尤德尔随口就来上一句："我们都会死的，你，我，好像你儿子也会死的……"气氛瞬间尴尬了。

后来，西蒙遭到抢劫并被打伤在他的工作室里，是尤德尔拨打了报警电话；西蒙的黑人朋友看到尤德尔在自家门口，有些幸灾乐祸，遂将狗放进尤德尔的屋里，关上了门，尽管门外的尤德尔极为苦恼，但他不敢反抗。渐渐地，尤德尔跟狗建立起友好的关系，让狗吃他的食物，他还为狗弹钢琴。在卡罗尔因孩子生病离开原来的餐厅之后，尤德尔主动去她家拜访，并找来优秀的医生，还为她负担了医药费，使她的孩子第一次得到了及时照顾。

西蒙破产后，身边的朋友因各种理由而不再继续照顾他，在西蒙有点自我放弃时，尤德尔邀请卡罗尔送西蒙回家。在旅途中，尤德尔告诉卡罗尔自己在精神科做治疗，并且向她表白了自己的情感："你使我想成为一个好男人。"

回到了原来的城市，尤德尔因为那个女人无法继续原来的生活，他已经发生了改变：回家可以忘记锁门，不去反复按开关和数数，不那么反感和他人近距离谈话或者肢体碰触……

（二）精彩看点

该影片中的尤德尔存在完美主义的人格特征，与社会脱节，如果从精神病学的诊断角度说，或许构成了"强迫障碍"的标准。他在著作中写关于爱的内容，苦思冥想着："她能够定义爱……""爱，是……"然而，在邻居来找他帮忙而打断他的创作时，尤德尔会从椅子上跳起来冲到门口并恶语相向，例如，"……弗兰克·萨奇斯"，小伙子向尤德尔介绍同伴，"弗兰克在展览我的作品，我想你知道，尤德尔先生"。尤德尔回答道："只要你继续的工作，不再妨碍我，我不在乎你在哪里搞展览。我们有过邻居交往？"然后，用一副高傲的表情瞪着小伙子和他的同伴。

幸运的是，在跟同性恋邻居和女服务员的互动过程中，尤德尔的性格在不知不觉中发生了改变。有一次，尤德尔请西蒙的朋友用餐，能接受与他人坐在同一桌，两人进行了如下的对话：

朋友（有些不解）：为什么让我来这里？

尤德尔：西蒙的精神很糟……昨夜狗吐了两次。

朋友：带它去看兽医。

尤德尔：我去了，它的肠胃不好，他们让它住院。

朋友：你在为周围做善事，西蒙说你送给他汤喝，为什么？

尤德尔：你当我是骗子？

朋友：你照料狗，我也像你一样关心西蒙。

尤德尔：关心？

朋友：这个对他比钱更重要。明天他一定要回去求助他的父母。

尤德尔：他们要帮忙，就是这样。太好了，让他们帮忙。

于是，尤德尔肩负着开车送西蒙去他父母家的任务。在西蒙的鼓励下，尤德尔去追求卡罗尔，去赢得她的爱。虽然他的强迫症状还在，但在慢慢减少。

总之，从心理卫生的角度说，尤德尔生病了，这病源自于他外在的人格和内在人格的不协调。所以，他去照看狗狗、帮助卡罗尔和西蒙，并不完全是出于"自私"或无奈，无意识的动机是追求那种越老越少的"人与人之间纯粹、真诚的情感"。在追求卡罗尔的过程中，尤德尔被她的正直、勇敢、热情与真诚影响，在得到她的这些"服务"的同时，尤德尔逐渐走出了固有而刻板的生活模式，分离的亚人格逐渐趋于整合。最后，在一个清晨的街头，他拥吻了她，然后，他们手挽手漫步在铺满小方砖的街头，那时的当下是多么美妙……

智慧的品质最难得

一、剧情回眸

伊萨克先生从医五十年，现已78岁的他将要重返母校接受荣誉博士学位的颁发，原本是让人期待的一天，却让他感受了跌宕起伏的心境。

出发当天的清晨，伊萨克从一场噩梦中惊醒之后，和女管家发生了争执。他坚持要自己开车去，但同意和儿媳同行。而儿媳因丈夫不愿要小孩而决定离开他。途中，儿媳告诉伊萨克她并不喜欢他，丈夫也恨他自私，伊萨克听到这些话后，有所触动。

伊萨克驱车来到了自己在20岁前度假用的别墅，玛丽安去游泳了，他独自待在别墅前的野草莓地上。也许有些疲惫，也许有些伤感，伊萨克在草莓地上做了第二个梦，梦见当初他爱过的女孩莎拉，也就是他的堂妹。对梦中发生的一切，他一直是一个旁观者……伊萨克被一个同样叫莎拉的女孩叫醒，他的旅途就这样加入了两个男孩和一个女孩，两个男孩都爱着莎拉，后来差点发生车祸，车上又多了一对争执不休的夫妻，他们因话不投机而被赶下车。

中途，两个男孩为了争论上帝是否存在而打架，众人停留，开始探讨，女孩莎拉显然对这个话题不感兴趣。从幻想中清醒过来的伊萨克，望着站在他面前与堂妹莎拉长得十分相像的少女与两名青年，他们都充满了青春的活力。

此后，伊萨克顺路去看望96岁的老母亲，母亲给了他一块和之前梦境中一模一样的怀表。告别母亲之后，伊萨克在车上打了个盹儿，做了第三个梦，梦中的景象触目惊心，毫不留情地冲击他的内心：莎拉拿着镜子刻薄地嘲笑他的衰老；在参加阿尔曼主持的医学考试中，他洋相百出；发现妻子正和一个男人偷情。

接下来开始了颁奖仪式，尽管颁奖的场面隆重无比，但他的脚步却十分沉重。那天晚上，伊萨克与儿子、儿媳及仆人进行了短暂的交谈，他的态度意外地和蔼，儿媳表达了对他的爱。之后，他做了童年时的梦，梦见仍然年轻而感情弥笃的父母，以及美丽平静的大自然。这时，睡梦中的老人伊萨克脸上浮出了一丝笑容。

二、剧情解读

这是电影《野草莓》里的故事。

该影片中的伊萨克有些类似于我们现在的"书呆子"，他一门心思做研究，却忽视了情感需求。因他天生性格冷峻、理智，他的恋人被性格开朗的兄弟"夺走"了，而伊萨克却没有为此乱过心绪。同样的原因导致他婚姻失败，妻子寻求外遇。在这样的家庭气氛影响下，儿子遗传了他的冷漠秉性，不愿要孩子，并让媳妇在他和孩子间做出选择，致使两人关系一度决裂。

俗语说："欠下的债总是要还的。"年轻时的伊萨克或许因忙于事业感受不到痛苦，但在衰老和死亡面前，这种痛苦出现得更加令人撕心裂肺。好在伊萨克具有自我心灵救赎之力，使他重新获得心灵的安宁，具体体现在他的四个梦境中。

梦境一：伊萨克在断壁残垣、冷清的街道上散步，但清晨的阳光却格外地强烈。伊萨克走到一个店门前，发现门前的招牌是一个没有指针的大钟，而钟的表盘下面是一双戴着一副大眼镜凝视着来往行人的眼睛，其中有一只眼睛上面被涂上画，像是受伤了。伊萨克在惊恐之余掏出怀表，发现竟然也没有指针，一阵莫名的惊恐笼罩着他。原本想在这杳无人迹的街上一探究竟，突然他发现一个黑衣男子站在路的尽头。伊萨克走过去，轻拍了一下男子的肩，等男子转过头来，伊萨克震惊地发现男子的脸上没有五官，紧接着便倒在地上化作一摊血水。这时，教堂里传来了阵阵钟声，一辆载着棺材无人驾驭的马车慢慢地从远处行驶过来。马车在经过他身边时，被路灯挡住了去路。由于多次撞击，一个车轮突然脱离了，马车摇晃起来，上面的棺材落下来，看到一只手从棺材里伸出来。强烈的好奇心驱使伊萨克走近棺材，突然，那只手紧紧地抓住了他的胳膊，似乎要把他拉进棺材里。他拼命地挣扎着，却猛然发现那个死人竟然就是自己。死去的伊萨克冷若冰霜地凝视着自己。伊萨克在万分恐惧中从梦中惊醒。

显然，这是一个关于死亡恐惧的梦。梦中荒废的街道、用木板钉起的窗及远处教堂两边的枯树，都表现了伊萨克当前的境遇；没有指针的钟表暗示了他"不再拥有时间"，象征着生命的完结；时钟下方那只受伤的眼睛，暗示伊萨克是独眼或者说是心理上的"近视"；黑衣男子代表伊萨克梦中的自我，那张紧皱着眉的脸很像胎儿的脸，代表着伊萨克的情感还停留在未成熟阶段；黑的灵柩车对应着伊萨克的老黑车，一具装有他尸体的棺材倒在他面前，一只手抓住了他的手腕，他们一个努力逃脱，一个拒绝放手，两个伊萨克的脸开始融合，意味着伊萨克处在生与死之间。

梦境二：白衣飘飘的表妹莎拉正在专心地采摘野草莓，伊萨克的心情无比激动，他多次向莎拉喊话，而她却没有反应。就在这时，伊萨克的哥哥斯格弗里德出现了，他向莎拉吐露对她的爱慕之情，并且很大胆地亲吻了她，慌乱之中，莎拉打翻了篮子里采摘的野草莓。这时，早餐的钟声响起，房间里立刻变得热闹起来。在用餐时，双胞胎姐妹提到了斯格弗里德和莎拉接吻的事，莎拉脸色绯红，情绪激动地逃离餐厅。温柔的姐姐过来安慰她，莎拉哭着地向她倾诉了内心的情感世界："伊萨克人很好，品行端正且敏感……他只喜欢在黑暗中接吻……我觉得我没用。有时，我觉得我比伊萨克老了许多，虽然我们是同龄，但他更像个孩子。而斯格弗里德却是如此地放肆妄为……可怜的小伊萨克对我这么好，一切都太不公平了。"

这是一个回忆过去的梦。尽管伊萨克感到极度的空虚与悲伤，但标志着他开始重新触碰内心深处活泼的情感，渴望重获新生，回归精神乐园。在影片的最后，伊萨克希望与女仆以名字相称，不就是代表着这种回归吗？

梦境三：夜幕已降临，伊萨克与表妹莎拉坐在野草莓地上，表妹依旧是那么年轻美丽。莎拉拿着镜子刻薄地对伊萨克说："你已是风烛残年的老人，行将就木，但我的人生才刚刚开始……你感情受到挫折，又不肯接受现实……我们道不同不相为谋……我要和斯格弗里德结婚……我们的爱情几乎如游戏一场……你知识渊博但不是无所不晓……"

伊萨克靠在门边伤感起来，原本亮堂的房子没灯光，伊萨克慌张地敲门，并习惯性地摁墙上的门铃，哪知墙上是一枚长钉，划伤了他的手掌。这时，一位中年男子出来开门，带他来到房子深处进入一间教室。该男子竟是白天遇到的中年夫妇阿尔曼，教室里坐着几个人，包括白天遇到的三个青年，他们都面无表情地看着他。

阿尔曼给他出的第一道考题，是用显微镜观察细菌标本，伊萨克除了看到一只很大的眼睛外，什么都没看到；第二道考题，是说出黑板上一段话的意思，伊萨克读完之后不知何意，阿尔曼告诉他黑板上写的正是医生的首要责任——要求别人的宽恕；第三道考题是给一个病人做诊断，这个病人恰恰就是阿尔曼的妻子贝利特。伊萨克查看病人后说这个人已经死了，突然，病人睁开眼睛对着他哈哈大笑。

阿尔曼告诉伊萨克，他被控告玩忽职守，同时还存在其他严重罪行，如鲁莽、自私、无礼等行为。妻子起诉他，需要他进行对质，阿尔曼将他带到了一处树林里，这里到处是枯树，还有一沟死水。在这里，伊萨克发现妻子正和一个男人偷情。阿尔曼对伊萨克说："……你心中常常会浮现这些场景……当年你就是站在这里，看到、也听到了那对男女所做的一切。"偷情之后，妻子对男人说她回家告诉伊萨克这些事，知道他会怎么说："可怜的女孩，我真抱歉！"……"你不要请求我的宽恕，没有什么要宽恕的。"妻子认为他心口不一，他的心像冰一样冷，今天的一切都是拜他所赐。

这是伊萨克全面解剖自己人生的梦：莎拉迫使伊萨克正视自己，阿尔曼对伊萨克的测验及判决，伊萨克妻子卡琳控诉他的无情，这些正如梦中考官阿尔曼最后做出的判决——孤独，伊萨克要为自己曾经的选择付出代价。

梦境四：伊萨克回到了夏日别墅前的野草莓地，家人们正忙着上快艇准备绕半岛航行。莎拉发现了伊萨克，她快乐而亲切地跑到他身边告诉他："已经没有野草莓了，阿姨让你去找你父亲。"可是伊萨克找不到自己的父母，年轻的莎拉微笑着对他说："来，我帮你。"莎拉的手握住了伊萨克的手，他们共同望着家人嬉戏的场景，并露出了幸福的笑容。随后，莎拉牵着伊萨克的手，领他穿过了阳光充足的草地，来到了一片宁静的湖水前，指给他看海湾旁垂钓的父母——爸爸在钓鱼，妈妈在编织。对岸的父母微笑着向伊萨克招手。莎拉离开了，伊萨克一个人留在那里。此刻，背景声音里出现了欢快的鸟儿吟唱和竖琴和弦，伊萨克温柔而亲切地望着自己的父母，就像面对的是两个孩子。

这是一个回归童真之梦，这时的伊萨克获得了对生命新的洞识，与周围人建立起了情感的"链接"。

总之，年老的伊萨克在没有了青春，没有了爱情，只有无尽的悔恨和失意的情况下，他深刻地反省自己，最终，他寻得了灵魂的皈依，收获了潜意识里的安宁。

三、延伸与思考

智慧的品质最难得

智慧的品质是指，"在面对死亡时仍然关心生活本身"。这一品质主要见于65岁以后。这一阶段属成年晚期或老年期，主要是一个强烈的反省期，包括对往事与旧梦的回忆和怀念，试图重建生活的意义。以前的人生都能顺利度过的人，具有充实、幸福的生活和对社会有所贡献，他们有充实感和完善感，怀着充实的感情向人间告别。这种人不惧怕死亡，在回忆过去的一生时，自我是整合的。

过去生活有所挫折或偏颇的人，在回忆过去的一生时，则经常体验到失望或遗憾，他们生活中的主要目标从未达到，过去只是连贯的不幸或缺失。他们感到已经处在人生的终结阶段，再开始已经太晚了。他们不愿匆匆离去，对死亡没有思想准备。

如果这一阶段的危机得到积极解决，就能形成智慧的品质。他们克服了自我中心，能更深入地洞察自己和他人的动机与行为，并发展出对他人的移情感、同情心和怜悯心。本影片中的伊萨克是这样的，后面的影片《遗愿清单》中的两位主人公亦是如此。

如果危机是消极解决的，人们就会失望和毫无意义感。现在社会不时所遇到的老人碰瓷现象、讹诈现象、疑病性焦虑现象，都可能与这一阶段的危机没有得到很好解决有关。死前的善意谎言更是如此：面色发黑（也有苍白的）的朋友或亲属躺在最后的病榻上，在接受大家最后的祝福和祝愿。会好的，会好的。我们"诚恳地"呢喃着自己都不相信的安慰词语，病人欢快而严肃地表现出接受的神情。我们都假装在演一出人生落幕的大戏。我们假装很有信心，病人也假装很有信心。其实，这是一个皇帝的新衣的游戏。皇帝知道自己没有穿衣，也知道下面的臣民知道自己没有穿衣，但大家就是不说。

在精神卫生科临床，我们发现"死亡恐惧"问题是许多心理障碍和心身疾病的背后原因。许多人的失眠、焦虑、恐惧、强迫等症皆可能由隐秘的死亡恐惧引发。甚至可以说，每一个噩梦都是死亡焦虑挣脱束缚、恐吓做梦者的结果。该影片中的伊萨克如此，下面这位王先生也是：

65岁的市民王先生，两个月来因害怕、失眠等症倍感痛苦。据了解，

王先生平时性格开朗，朋友多，工作敬业，爱好旅游，用他的话说就是，"平时基本上没有闲下来的时间"。

两个月前，哥哥因病去世，当时他近距离看到哥哥死去时的面容，王先生觉得很恐怖，头脑中突然跳出："我有一天也会如此。"

他一想到这，全身毛骨悚然，此后就经常怕自己会死，走路小心翼翼，甚至不敢一个人外出，害怕出了意外得不到及时救助。晚上，眼皮都"打架"了，很想好好睡一觉，但又害怕就这么睡过去再也醒不过来，即使睡着了，一旦周围稍有响动就醒。有时，觉得不真实，"像活在梦中"，周围环境也不真实，"像蒙了一层纱"。

除此之外，王先生不断和家人说："我的时间不多了，你们多陪陪我。"家人听后感到莫名其妙，带他到医院检查，但各种指标基本都正常。

随着清明节的临近，近一个星期，王先生害怕死亡的感觉越来越强烈，惶惶不可终日。在与心理科医生交谈时，王先生不断地唉声叹气，不停地流眼泪，不断地说："医生，怎么办呢？救救我吧。""太丢人了，我纵横一生，年轻时从来没怕过什么，现在居然开始怕死了……"

显然，王先生一直没有培养出"智慧的品质"，所以，他的"死亡恐惧"是如此地强烈。

为什么真正面对死亡时，我们都是如此仓促呢？为什么我们不能死得其所，死得恬淡、淡定呢？从存在主义心理治疗的角度说，最大的可能性就是，我们的人生从来就没有真正认真地"活"过，我们的人生过得含金量太低了，所以，在面对死亡时，就充满遗憾，充满留恋，充满愤懑，丝毫无解脱之心和自由之乐。

如何能够做到"在面对死亡时仍关心生活本身"呢？从心理卫生的角度看，追求真、善、美，给自己的生命赋予"意义"，都是克服"死亡恐惧"的良好方法。心理学的调查研究表明：中老年人对死亡的恐惧，随着个体的成熟而减少，对死亡的坦然处之与心理健康密切相关；在后半生，人要有意识地转向社会事业，并且为社会的解放而工作。

本杰明·斯波克就是一个戏剧性的例子。斯波克曾是美国最有名的儿科专家，整整那一代的父母都是按照他的方法抚养孩子。然而，他在八旬时，加入了青年男女抗议越南战争的活动，而这种活动尚不普遍。他冒着被捕和失去自己名声的危险，把"返璞归真"和社会解放集于一身。

斯波克不是唯一的例子。早在两个世纪前，法国讽刺作家伏尔泰也有相似的经历。尽管他在创作中毫无畏惧，但是在个人生活中却十分谨慎，甚至有些胆怯。在将近七旬时，他不再小心翼翼而开始投入几场论战。他试图去推翻那些他察觉到的非正义行为，他为了捍卫事业，几次被迫逃离法国。他放弃了安逸又舒适的生活，去寻求社会的解放。

在日本也有类似的例子。16世纪的日本武将大久保忠教的生活也是如此。大久保在晚年时，是日本最高统治者幕府将军的知己。大久保功德无量，将军提出封他为有相当荣耀和权势的大邻领主。大久保拒绝了这一封赏，提出授予他特别的恩惠——被准予一项法律处罚的豁免权（不管他干了什么事）。这种请求前所未有，但话又说回来，那也算是将军的感谢与报答。于是，将军同意了。然后，大久保走遍了全国，惩罚那些干了坏事的封建领主和王孙。大久保扮演了牛虻的角色，就像是上了年纪的苏格拉底一样，为了纠正错误而嘲弄人。他要不是事先被准予法律豁免权，早就像苏格拉底一样，即刻被傲慢的领主们逮捕并处决。传说大久保甚至取笑将军本人。将军有一棵非常珍视的樱桃树，曾下令凡是伤害这棵树的人都要被处死。于是，大久保走到树前拔掉一根树枝，以此来抗议残酷而不合理的法律。将军因此认识到自己的错误，取消了他的法令。

孔子曾经提出："……四十而不惑，五十而知天命，六十而耳顺，七十而从心所欲，不逾矩。"许多中国的老年人把这句话解释成一种世故和圆滑——不在其位不谋其政。在存在主义心理治疗者看来，这就是我们的社会出现高度死亡恐惧、沉迷于养生热、"满世界的神经症性痛苦"和"巨婴"的主要原因，是相当可悲的。

四、同类影片推荐

不可思议的收缩人

（一）内容介绍

罗伯特先生原来的生活十分惬意。有一次，他与妻子在一个"无聊"的夏天出海度假，两人躺在游艇的甲板上享受生活的美好，就在妻子进船舱拿酒时，海面上飘来一团烟雾似的云团，罗伯特未来得及躲藏，云团就飘走了，但光着膀子的罗伯特身上却出现了许多不明物。

生活依旧，六个月后，罗伯特发现自己的衣裤明显不合身，宽松了许多。他去体检发现自己瘦了10磅，身高也在变矮。体重减轻可能会有很多合理的原因，但身高明显变矮却难以解释。一周后，罗伯特发现自己仍在继续变小。经专家鉴定，罗伯特的身体正在变小的原因，可能是受到放射性物质的影响。他这才想起在海上曾见到的烟雾似云团，原来它竟是放射性物质。

罗伯特变得忧心忡忡，妻子安慰他，甚至告诉他："只要你还戴着戒指，我就是你的妻子。"生活就是那样地讽刺，就在下一刻，罗伯特的结婚戒指从手指上脱落下来了。

由于身体的变化，罗伯特失去了工作，对生活也失去了信心，不愿出门，也不敢出门。媒体把他当成新闻焦点，整天在屋外候着，希望能捕捉到新的进展。医学中心也一直没有消息。这一切的一切都使罗伯特焦躁不安，甚至向妻子抱怨，希望远离那里。

天无绝人之路，医学中心的专家找到了一种药物，但只有50%的治愈率。经过一周的治疗，罗伯特的身高和体重维持在一周前的样子，未再继续缩小，但恢复到原来的样子却无能为力，这也是目前医学专家们的谜团。

罗伯特内心的压力越来越大，他变得越来越依赖妻子，除了妻子之外，他已和这个世界的联系彻底中断。罗伯特讨厌自己是个侏儒，他认为一切关于灵魂、信仰、价值的讨论在此时都无意义。

不管医学如何发达，罗伯特的身体仍在变小，他住进了玩具屋里。在一次意外事件中，罗伯特从猫口逃生，被迫逃到了地下室，为了在地下室生存下去，他独自与老鼠、蜘蛛等小生物进行生死搏斗。最后，罗伯特小到可以钻出窗枢。不过，他活了下来，他的心里充满了前所未有的满足感。

（二）精彩看点

如果用禅学的术语来描述，影片中罗伯特的经历是对"无常"的一种诠释；如果从存在主义心理治疗的角度说，是对存在性"虚无"问题的解决。

罗伯特从出事以来，不要说解决人在世界中的问题，他的生存能力连小动物都不如。例如，罗伯特被迫逃到了地下室门口，他想关上门，把猫隔离在客厅，可猫却使劲推门，力量的悬差性，致使罗伯特跌落进地下室放脏衣服的箱子里；他准备从老鼠夹上取奶酪，一不小心就被老鼠夹夹到，在几经周折后奶酪却落进了排水孔里；他在地下室的窗枢前想引起不远处小鸟的注意，遗憾的是，小鸟竟自顾自地飞走了；清醒过来的罗伯特再次被蜘蛛吓到，同时他也意识到，想要活下去，继续获得食物，就必须趁着还有力气及自己的身高还足够攀爬上那面墙，先与蜘蛛决斗。

幸运的是，罗伯特在为生存作斗争的过程中活了下来，他不再对身体收缩感到恐惧，最终了悟了禅学中的"空性"和存在意义上的"虚无"，他在抬头看向夜空时，突然明白了永恒的真谛：

> 存在的开始和结束只是人类自己的概念，不是大自然的。即便自己慢慢变小、消失，最终化为乌有，心中也不再恐惧，取而代之的是接受。所有的伟大的生灵都有其存在的意义……即使小到微不足道也是有意义的。对上帝来说，没有不存在的存在。我仍旧存在。

给自己来一次"存在主义休克治疗"

一、剧情回眸

爱德华和卡特两位老先生本是处于两个极端阶层的人，却在生命尽头的几个月成为诤友，彼此都处理了各自生命中的未竟之事，让生命走向了圆满。

卡特知识渊博，年轻时一直梦想着在大学里当历史教授，但是，由于他出身在贫穷的黑人家庭，需要为生计奔波，所以终生与机械打交道。爱德华是一位亿万富翁，是十几家医院的拥有者，脾气暴烈。因为癌症，两个人住在了同一个病房。刚开始，两人都有些鄙视对方。爱德华显得高傲，有些瞧不起卡特，而卡特一家觉得爱德华孤独和可怜，不理解他为什么那么怕死。

原来，卡特已经结婚45年，与妻子育有两子一女，妻子很担心他的身体，常会在医院陪伴。卡特为了避免妻子担心，一直装作若无其事。爱德华有过4次婚姻，但他更喜欢单身生活，至今，没有一个女人得知他生病的消息，一直是他的助手在照顾他。

出于对卡特在绝症面前表现出的淡定而感到好奇，爱德华从废纸篓里捡起了卡特写的遗愿清单：出于善意帮助陌生人，亲眼目睹奇迹，开一次越野跑车，大笑到流出眼泪。爱德华看完后在清单上补充了几条：跳伞，刺一个纹身，亲吻最美丽的女孩。两人都知道自己的生命不超过1年，在爱德华的劝说下，卡特同意和他一起去周游世界，体验别样的人生。

在出发前，卡特的妻子维吉尼亚来到医院，想为他办理转院去更好的医院看病。卡特表示没用的，但是，维吉尼亚仍在联系医生，卡特终于忍不住了，夺过妻子手中的电话并挂断了，对妻子说："我要离开一段时间，我要和爱德华离开这里，我不指望你能理解。"维吉尼亚很生气，说："你说对了，我还真不理解。我不明白你怎么就这样放弃了呢？你怎么就这样放弃……放弃努力？要是知道你就这样放弃孩子，他们会怎么说？"卡特表示："我想也该给自己一些时间了。"在争吵完后，维吉尼亚离开了医院，而卡特和爱德华也开始了他们的冒险旅程。

开始阶段，卡特显得有些拘谨，害怕乘飞机，更害怕跳伞，对纹身更是嗤之以鼻，但在尝试开越野跑车时，爱德华自叹不如。晚餐时，爱德华提到了他的女儿艾米丽，他们已不再联系了，卡特将重新联络写进了清单，仍被爱德华划掉了。当晚，爱德华接到了卡特妻子的电话："现在我丈夫要走了，这一点我能接受。但我不能接受的是，在他还活着时就失去他。"之后，他俩进行了深入交谈，卡特向爱德华袒露他从没为自己活过；爱德华也向卡特敞开了心扉，因为他不赞成艾米丽的婚姻，还用他的方式修理了她的丈夫，导致女儿开始恨他，说自己没有爸爸。

爱德华为卡特安排了一场艳遇，被卡特看穿了，他知道爱德华的良苦用心，是希望他能够回到家人身边。

在回到美国后，卡特说服了爱德华的助手，将车子开到了艾米丽家门口，但爱德华大发雷霆，拒绝进门，两人在激烈争吵后分手了。

卡特回到家中，与家人一起用餐，饭后他抱着妻子说，像是回到了初识一样。随后，卡特晕倒了，他身上的肿瘤已扩散至头颅。在去世之前，卡特将遗愿清单给了爱德华,并写了一封信。

亲爱的爱德华:这几日我一直在犹豫,究竟该不该把我想说的写下来。最后我想,如果不写,我一定会后悔,所以,才有了这封信。记得你我最后一次相见,可以说是不欢而散,以如此的方式收场,当然不是我的本意。这事责任在我,在此我说声抱歉。说实话,如果再给我一次机会,我还是会做出相同的决定。维吉尼亚说,我走的时候像个陌生人,回来时又成了她最爱的丈夫。关于这一点,我欠你的情。你为我做的一切,我无以回报。既然如此,我索性直接开口求你再为我做一件事:请你去寻找生命中的快乐。你曾经说,你并非凡人,这话没错,你当然不是凡人,但是,每个人的需求都差不多。我的牧师总说:"我们的生命就像小溪,最后汇入同一条大河,大河尽头的瀑布之上,在迷雾后若隐若现的就是天堂。"寻找你生命中的快乐吧,爱德华,我亲爱的朋友。闭上眼睛,让流水带你回家吧。

爱德华在参加了卡特的葬礼之后,去了艾米丽的家,亲吻了最美的女孩(艾米丽的女儿,他的小外孙女)……

二、剧情解读

这是电影《遗愿清单》里的故事。

该影片中的爱德华和卡特曾经都坚持自己的生活模式,都以为那是自己的人生原则。然而,在患上绝症之后,知道自己所剩的时间不到一年时,他们都发现一个哲学和深度心理学命题:你以为你以为的不一定就是你以为的。

爱德华本以为自己很成功,然而,在完成第一阶段的化疗和检查后,当他的助手告诉他还有六个月生命的时候,他说:

> 曾经有个调查,有一千个人被问道,若有可能事先获悉,想不想知道自己确切的死亡时间?96%的人选择了不想。我总觉得自己属于另外

的 4%。如果能知道自己的生命还剩多少时间，我觉得这其实是一种解脱。但事实证明，我不属于那 4%。

卡特病前似乎一直都在牺牲自己，为他人而活，即使在绝症前还装得很淡定，然而，他的自我已经消失了，他是这么表述的：

> 自从瑞秋（卡特的小女儿）离开家去上大学，生活一下子就空出了许多。再也没有作业，没有家人对抗赛，没有文艺演出、学校活动，不再有孩子的哭闹，没有吵架，也没有嬉戏时擦碰的伤口……过了 40 年，第一次有时间能与维吉尼亚静静相对，远离一切喧嚣，抛却所有烦扰，但我却再也找不回当初的那种感觉，当年拉着她的手走过街头，心中的那种感受已不再有。当然，她还是当初我爱的那个她，并没有改变过，但这个世界却改变了。我们一起走了那么久，才发现有些东西已经一去不复返了。

幸运的是，他们的个性和生活状态恰好是互补型的。爱德华太自我为中心而忽视了与家人建立情感的"链接"，卡特的人生全部被家庭关系束缚住而丧失了自我。更幸运的是，他们不只是停留在互相安慰中，而是在死前付诸了实践。他们在行动前是这样交流的：

> 爱德华：你不是说 45 年一晃就没有了？我们能去完成这些事，也应该去完成。
> 卡特：不，我不能。
> 爱德华：别为钱为难，我也只剩下钱了。
> 卡特：但我不知道，这些本应该是象征性的事。

爱德华：象征性，你不是说你一直没有机会去做这些事，这不是你的机会来了？

卡特：什么我的机会，犯傻的机会？

爱德华：总比没机会犯好。你认为现在应该怎么做。我回去上班，然后，听别人说融资的事，假装自己还在乎那些钱。你呢，回家沐浴后穿好寿衣，任由身边的人围绕着你，看着你咽气，而你，还要安慰他们。那就是你想要的，在同情和悲痛的气氛中慢慢窒息。我可不愿意。在你的内心深处，相信你也不愿意。我们现在有个难得的机遇。在我看来我们要么躺在这儿，祈祷那些狗屁实验能有奇迹，要么，我们需要有一些行动。

的确，在完成了自己未竟的人生之后，两人的生命都显得完整。就像爱德华在卡特的葬礼上说的：

我不知道多数人在这种场合会说什么，老实说，我一直回避这样的场合。用最简单的话来说，我很爱他，我很想念他。卡特和我一起周游了世界，人生真的很奇妙，三个月之前，我们两个人还未曾谋面，更谈不上相识。我希望下面的话不会让你们觉得我自私，他生命中最后的几个月，也是我生命中最棒的几个月，他拯救了我的生活，这一点他早就明白，这个男人认为能与我相识很值，为此，我深感自豪。最后，我可以坦然地说，我们彼此都给对方的生活带来了快乐。等到有一天，我走到生命的终点，自己站在那堵有门的大墙之外，我希望卡特也在那儿，为我见证，将通往门内的路指给我看。

三、延伸与思考

给自己来一次"存在主义休克治疗"

苹果手机创始人史蒂夫·乔布斯曾经提出:"'记住你即将死去'是我一生中遇到的最重要箴言,它帮我指明了生命中重要的选择。因为几乎所有的事情,包括所有的荣誉、所有的骄傲、所有对难堪和失败的恐惧,都会在死亡面前消失。""你们的时间很有限,所以,不要将它们浪费在重复他人的生活上。不要被教条束缚,那样意味着你和他人思考的结果一起生活。不要被他人喧嚣的观点掩盖你内心真正的声音。最重要的是,你要有勇气去听从你直觉和心灵的指示——它们在某种程度上知道你想要成为的样子,所有其他的事情都是次要的。"

的确,有死亡恐惧、健康焦虑治疗经验的人都知道,死亡焦虑与每个人"生活中未曾生活的部分"成正比,那些感觉活得丰富多彩、实现了潜能和命运的人,在面对死亡时,较少感到焦虑。下面的两则案例就形成了鲜明的对照:

案例1 妻子去世,老伴消沉了一年

这两天,项大爷心情郁闷。清明节那天,他斜躺在一把破旧的躺椅上,灰白色的头发耷拉在额头前,他抬头看着天花板,眼神茫然而无奈。这是他妻子去世后的第一个清明节,儿孙们全都去扫墓了,项大爷执意不肯去,除了怕抑制不住悲伤,也有不少内疚的心理作祟。

项大爷跟妻子结婚早,在结发第60个年头,妻子得了肠癌去世,从确诊到去世,仅仅三个月。在老伴离世的第七天,儿女们办完后事就又开始各忙各的了,项大爷第一次一个人守着空荡荡的家,他感到非常孤独,那天,他对着老伴的画像流泪了。

"我真正难过的日子其实是从那天开始的,老伴从生病直至去世的

那段时间，儿女都在身边，我还没有意识到老伴的离去意味着什么。等到老伴走了，儿女们都回各自家了，我才知道老伴才是我这辈子最大的依靠，没有她，我的饮食起居全都出现了问题。"项大爷说，过去的那些年，妻子一直操劳忙碌，平时有个头疼脑热的，总是忍着不去看。作为丈夫，他不仅没有给予妻子该有的关怀，甚至还经常对她发脾气。为此，他感到很内疚，但迟来的道歉，老伴已经无法听到。

项大爷有5个孩子，都不在身边。老伴去世后，倍感孤独的项大爷希望子女们回家能陪伴他，但子女们觉得为难，于是，他们提出接老父亲到外地生活，不愿出远门的项大爷不同意，只好过上了空巢生活。这一年来，他除了思念去世的老伴，对子女的依赖也更加强烈，每天都给孩子们打电话，诉说着自己的孤单和寂寞。

为此，项大爷的孩子们也觉得心里难受。"老人不愿意跟我们出来生活，我们要工作，总是在家也不现实，现在老爸就跟个孩子一样依赖我们，我们几个兄弟姐妹打算接下来轮班回家照顾他"。大儿子项先生说。

案例2　与其沉浸在悲伤中，不如面对现实

跟项大爷沉浸在悲伤中无法自拔不同，丧偶已经三年的张阿姨，如今每天的生活都非常充实。

"早上6点半起床，7点到菜场买菜，8点出门送孙子上学，8点半约朋友跳舞……"罗列自己一天的安排时，65岁的张阿姨充满激情。她说，自从丈夫意外去世，她曾经有好几个月都处在悲伤中，人也消瘦了，后来在家人和周围朋友的劝说下，她逐渐走出阴霾，尝试着寻找生活乐趣。慢慢地，她发现有事可做时，能够暂时忘记悲伤，性格也变开朗了。

丈夫在世时，张阿姨的一切都围绕着家庭，下班后就是买菜做家务，后来丈夫去世了，她要做的事情突然变少，怕孤单的她干脆就搬到儿子家住，人多也热闹一些，免得自己胡思乱想。这几年，她主要帮儿子照顾家庭，空余的时间就去学舞蹈、太极拳、烹饪，在丰富生活的同时也交了很多朋友。

"我想过了，我才65岁，身体健康的话，还能活很多年，而丈夫的去世已经是无法改变的事实，我必须面对现实，好好生活，既是为自己，也能让子女省心。"张阿姨说。

在精神卫生科，为了让来访者确定"你以为你以为的就是你以为的"，我们会建议他们给自己来一次"存在主义休克治疗"。具体操作可参照以下方法：

找一个没人打扰安静的地方，先练习20分钟以上的渐进性放松训练或内观呼吸，然后，运用"魔鬼式"的声音慢慢地对自己说："你现在过的以及你曾经过的生活，将不得不再过一次，且会无数次重复这样的生活，不会有任何新鲜之处，但其中的每一个痛苦，每一个欢乐，每一个想法与叹息，每个小到微不足道或大得无以名状的事，都会重新循环往复，都以同样的连续性，按同样的顺序重复，存在于永恒沙漏不断上下翻转，而你只能与之相随。"（这段内容也可提前录下来，应用时再播放。）

观察一下自己在听完这段内容后的反应，如果觉得难以忍受，说明你一直没有好好地生活，得改变一下接下来的生活模式了。

这一方法可以促进你的思想清醒，提升你对生活的觉察，使你意识到，现世的生活，也是你唯一的生活，应该过得美好且有意义，尽可能不留下遗憾。与这一方法类似的是"给自己写讣告"，能促使我们主动地去追求和担当"实现什么"和"放弃什么"的价值生命。换句话说就是，促使自己在接下来的日子里好好地生活。具体操作可参考以下方式：

给自己一小时的时间。找一个安静的地方，准备几份阅读材料（有讣告内容）、一张纸和一支笔。先用几分钟的时间进行"坐禅"。通过关注呼吸将专注力引向当下，注意此刻身体中的各种感受。然后，请读几份阅读材料上的讣告，注意讣告中的内容：人们生于何处，他们的生命历程，接触了一些什么人。同时，也请注意观察你的内心对这些内容产生的反应。

现在，请想像一个你有可能去世的年龄，开始为自己写讣告，要写得好像是某个熟悉你的人为你写的一样，并且还要公布于众。你可以老老实实地写，因为你并不是真的要把它拿给别人看。讣告中既要包括你一生中你认为好的方面，也要包括你真希望没有发生过不好的方面。将相关的重要人物、地点和事件都写在其中，同时，还要写一下哪些人是你不愿与之分别的。

在写这份讣告的同时，请留意随之产生的各种思想和情感。注意观察哪些是你难以承受的，又是如何做出回应的。你也可以关注所出现的正面情绪。尽量以开放的心态接受整个过程。

可以这么说，影片中的爱德华和卡特实践遗愿清单的过程，就是一次"存在主义休克治疗"的过程，卡特最后选择了家庭，但他不再只是为了家庭，同样地，他也找到了自我，就如同他回家之后的满足和快乐；爱德华仍然选择自我，但他也找到了与女儿相处的方式，同样这也是他的快乐。他们在这次旅程中，找到了自我和家庭融合的方式，让"生活中未曾生活的部分"生活了一回。可以这么说，影片的最后对爱德华的评价正是对"存在主义休克疗法"的肯定：

> 爱德华·科尔在五月离世，那是一个周日的下午，天空万里无云。人生的意义是什么，答案众说纷纭，有人说要看他留下什么，有人认为要看他的信仰，有人说要用爱来评判，还有人说人生根本就毫无意义。我觉得可以从那些你以为镜子的人身上看到你自己人生的意义，我能确定的是，不管按什么标准，爱德华在人生的最后时光，都比大部分人毕生的光阴更为充实。我知道，他在离世时闭上了眼睛，却敞开了心扉。

四、同类影片推荐

相约星期二

（一）内容介绍

米奇·阿尔博姆先生是一位事业有成的工作狂，深得领导的器重，他是一位作家、记者，用他的话说，"我一直忙得晕头转向，只要有体育运动项目就要报道，我睡在飞机上和饭店里，随身带着笔记本电脑和手机"。

米奇在大学毕业时曾答应过社会学教授莫里·施瓦茨先生会保持联络，但他毕业后忙着自己的生活，结果食言了。一次，他无意中从媒体上得知莫里罹患ALS（肌萎缩侧索硬化）症，顿时米奇心情异常复杂，回忆瞬间涌上心头，这时的米奇正经历着和女友珍妮因是否结婚而吵架的痛苦。

米奇回忆道：在校期间，有一次，我们在篮球场上高喊"我们是第一……"我发现莫里在前两排看着我们，他给我们使了一个眼色后，突然站起来说：

"当第二有什么不好吗？"他竟然在比赛进行到一半时想讨论这个话题。米奇开始陷入思想斗争状态：他改变了我的人生，但我却从未好好地感谢过他，要是去找他，又觉得多年都没联系了，要怎么互相面对；我是靠电话活着的，一天几十个电话，就不能打给一个垂死的老人？最简单的答案就是罪恶感，事实上不止如此，或许是死亡恐惧。

在珍妮的鼓励下，米奇决定去找教授，也为寻找自己的答案。当他匆匆地看望即将离世的老师时，老师则宣布要给他上最后一门课，每个星期一次，时间是星期二。这样的课程没有一个学生会拒绝，于是，每个星期二，他坐飞机飞行七百英里，赶到病床前上课。

有一天晚上，米奇拨通了珍妮的电话，他只想听听珍妮的声音，没想到电话那头传来："米奇，我最近想了很多，我们还是别再见面了。听我说完。我不能一直在假装有一天我们会结为伴侣，因为我知道永远没有那一天。米奇，我很煎熬，我不能再等下去了，我们要的东西不一样。我知道你爱我，我也爱你，但我需要的不只是这样。我不能再陪着你了，对不起。"

米奇从此慌了神，他罗列一些话题如死亡、爱、婚姻、家庭……要找教授好好地聊聊。教授向米奇讲述了自己的成长经历，以及与家人的关系，米奇也在与莫里七次见面的过程中，明白了自己一直在用"忙碌"来逃避亲密、死亡、关系……

终于，米奇每天不去赶稿子了，也敢拒绝领导的工作安排了，还买了订婚戒指要给珍妮，觉得自己准备好求婚了，组建家庭……在见面的过程中，米奇向莫里坦白自己有多么自私，尤其是他忙起来时，会直接忽视珍妮。

但也正如莫里所讲，米奇害怕付出爱，只接受……可是该怎么送出戒指呢？米奇决定给珍妮写信，信的内容都是他从来没对她说过的话，他在心中向她求婚，但是失败了，珍妮把戒指放回到米奇的手上。

第五次上课，米奇与珍妮一起去见莫里，在路上，珍妮靠在米奇的肩膀上说:"你送我的戒指很漂亮,但希望你是当面送。"这时,米奇如释重负,他向报社请了一周假,和珍妮一刻都没有浪费……

(二)精彩看点

可以说,影片中米奇先生与莫里教授的七次会面,简直就是七次存在主义心理咨询和治疗。莫里在临终时用自己的人生经历当教案,让米奇明白如何与"存在性"困境和解。下面摘录一些莫里的经典语录:

不是死亡课,是生命课。等你学会面对死亡,才知道要怎么面对人生。

这个文化崇尚年轻,我可不吃这一套。我曾经22岁,现在78岁了。

不要因为我快死了而悲伤,大家都会死,你也不例外。大部分人都不相信,他们应该放只鸟在肩膀上,想像你肩膀上有只小鸟,你每天都问鸟儿"我今天会死吗""我准备好了吗""我过的是我想过的生活吗""我是我想变成的那种人吗"。只要接受自己随时可能死的事实,我们对人生的态度就会完全改观。你每天都问"是今天吗",如果你肩膀上真的有只鸟,你就不会放弃你最珍爱的东西。

爱,爱是无敌的;不相爱,即如死灭。

有一个小海浪,他在那边跳来跳去,玩得很开心,享受着阳光和风……结果他看到别的海浪在扑岸,他很害怕,然后,另一个海浪看到他……对他说,你为什么看起来很伤心?小海浪说,因为我们要撞上海岸了。我们这些海浪都会不见的,你不知道吗?另一个海浪说,你不懂啦,你不是一个海浪,你是大海的一部分。

后 记

本书以人类年龄为顺序对影片中的男性主题进行解读，着重强调以下方面的内容：

在男性的前半段生命过程中，男孩必须经历与父母分离，独自到社会上冒险；再通过"弑父"和"弑母"获得独立的个体意识和自我同一性；然后，在社会上努力探寻适合自己的生存方式并对此负责而成为男人。如果男性在成长过程中没有完成这些主题或者在完成的过程中没有克服相关障碍，那么他在成年时只会遵循集体的生存方式，按照他人的指示生存，即使他能独自在社会中居住和生活，也依然只是个男孩而不是男人。

在男性的后半段生命过程中，对家庭、团体及社会的责任和奉献应该处于男性生活的主导地位。如果他还在追求"我想要"而不是"我应该"，缺乏"父性"/"男子气"，那么，他依然是个"巨婴"或者"永远少年"。

希望男性读者在阅读了本书和观看了相应的影片之后能独立思考，通过自己的力量找到适合自己的成长之路。父子、母子、师生、伴侣若能一起阅读和观看，并相互交流，可能会更有趣，也会更大程度地获益。

图书在版编目（CIP）数据

和心理医生看电影. 男性篇/包祖晓，包静怡主编. --北京：华夏出版社有限公司，2023.11

ISBN 978-7-5222-0551-9

Ⅰ．①和… Ⅱ．①包…②包… Ⅲ．①电影－精神疗法 Ⅳ．①R749.055

中国国家版本馆 CIP 数据核字（2023）第 160043 号

和心理医生看电影. 男性篇

著　　者	包祖晓　　包静怡	
责任编辑	梁学超　　苑全玲	
出版发行	华夏出版社有限公司	
经　　销	新华书店	
印　　刷	河北宝昌佳彩印刷有限公司	
装　　订	河北宝昌佳彩印刷有限公司	
版　　次	2023 年 11 月北京第 1 版	
	2023 年 11 月北京第 1 次印刷	
开　　本	710×1000　　1/16 开	
印　　张	14	
字　　数	168 千字	
定　　价	69.00 元	

华夏出版社有限公司　地址：北京市东直门外香河园北里 4 号　邮编：100028
网址：www.hxph.com.cn　电话：（010）64663331（转）

若发现本版图书有印装质量问题，请与我社营销中心联系调换。